Julia A. R. Koch

Kurzzeiteffekte einer Placebointervention auf den Blutdruck

Julia A. R. Koch

Kurzzeiteffekte einer Placebointervention auf den Blutdruck

Südwestdeutscher Verlag für Hochschulschriften

Impressum / Imprint
Bibliografische Information der Deutschen Nationalbibliothek: Die Deutsche Nationalbibliothek verzeichnet diese Publikation in der Deutschen Nationalbibliografie; detaillierte bibliografische Daten sind im Internet über http://dnb.d-nb.de abrufbar.
Alle in diesem Buch genannten Marken und Produktnamen unterliegen warenzeichen-, marken- oder patentrechtlichem Schutz bzw. sind Warenzeichen oder eingetragene Warenzeichen der jeweiligen Inhaber. Die Wiedergabe von Marken, Produktnamen, Gebrauchsnamen, Handelsnamen, Warenbezeichnungen u.s.w. in diesem Werk berechtigt auch ohne besondere Kennzeichnung nicht zu der Annahme, dass solche Namen im Sinne der Warenzeichen- und Markenschutzgesetzgebung als frei zu betrachten wären und daher von jedermann benutzt werden dürften.

Bibliographic information published by the Deutsche Nationalbibliothek: The Deutsche Nationalbibliothek lists this publication in the Deutsche Nationalbibliografie; detailed bibliographic data are available in the Internet at http://dnb.d-nb.de.
Any brand names and product names mentioned in this book are subject to trademark, brand or patent protection and are trademarks or registered trademarks of their respective holders. The use of brand names, product names, common names, trade names, product descriptions etc. even without a particular marking in this works is in no way to be construed to mean that such names may be regarded as unrestricted in respect of trademark and brand protection legislation and could thus be used by anyone.

Coverbild / Cover image: www.ingimage.com

Verlag / Publisher:
Südwestdeutscher Verlag für Hochschulschriften
ist ein Imprint der / is a trademark of
OmniScriptum GmbH & Co. KG
Heinrich-Böcking-Str. 6-8, 66121 Saarbrücken, Deutschland / Germany
Email: info@svh-verlag.de

Herstellung: siehe letzte Seite /
Printed at: see last page
ISBN: 978-3-8381-3752-0

Zugl. / Approved by: Berlin, Charité, Diss., 2013

Copyright © 2013 OmniScriptum GmbH & Co. KG
Alle Rechte vorbehalten. / All rights reserved. Saarbrücken 2013

INHALTSVERZEICHNIS

TABELLENVERZEICHNIS 5

ABBILDUNGSVERZEICHNIS 6

ABKÜRZUNGSVERZEICHNIS 7

TEIL I EINLEITUNG 10

1 PLACEBO 10

   1.1 BEGRIFFSKLÄRUNG 10
      1.1.1 Placebo 10
      1.1.2 Semantik und Etymologie 10
      1.1.3 Placeboeffekt/Placeboreaktion und meaning response 11
   1.2 PLACEBOEFFEKT UND DOPPELBLINDVERSUCH 12

2 PLACEBO-ÄHNLICHE EFFEKTE 13

3 DER PLACEBOEFFEKT 14

   3.1 ERWARTUNG *(EXPECTANCY)* UND BEDEUTUNG *(MEANING)* 15
      3.1.1 Die Verbale Suggestion 16
      3.1.2 Prestige 16
      3.1.3 Das Paradigma der offen versus der verdeckten Applikation 17
   3.2 KONDITIONIERUNG — PLACEBO ALS BEWUSSTES UND UNBEWUSSTES LERNPHÄNOMEN 17
   3.3 ZUSAMMENHANG ZWISCHEN KONDITIONIERUNG UND ERWARTUNG 18
   3.4 DIE PLACEBOWIRKUNG BEEINFLUSSENDE FAKTOREN 18
      3.4.1 Persönlichkeitsmerkmale und Responder 19
   3.5 SPEZIFITÄT VON PLACEBOEFFEKTEN 20
   3.6 QUANTIFIZIERBARKEIT VON PLACEBOEFFEKTEN 20

4 KLINISCHER KONTEXT 20

   4.1 HYPERTONIE 21
      4.1.1 Weißkittel-Hypertonie 21
   4.2 PLACEBOEFFEKTE IN BEZUG AUF DEN SYSTEMISCHEN BLUTDRUCK (BP) 22
   4.3. KARDIOVASKULÄRE PLACEBOEFFEKTE 23
   4.4 AUTONOMES NERVENSYSTEM UND FEEDBACK 23

5 HERLEITUNG DER HYPOTHESEN 24

   5.1 HYPOTHESEN (HT) 25

TEIL II MATERIAL & METHODIK 28

1 BESCHREIBUNG DER STUDIE 28

1

INHALTSVERZEICHNIS

- 1.1 KONZEPT 28
- 1.2 EIN- UND AUSSCHLUSSKRITERIEN 29
- 1.3 REKRUTIERUNG DER PROBANDEN 30
- 1.4 AUFKLÄRUNG/VORABINFORMATION 30
- 1.5 WIRKUNG DER SUGGERIERTEN MEDIKAMENTE 32
- 1.6 MESSUNG VON KARDIOVASKULÄREN UND NICHT-KARDIOVASKULÄREN PARAMETERN 32
- 1.7 PSYCHOLOGISCHE FRAGEBOGENDIAGNOSTIK 32
  - *1.7.1 Spielberger State-Trait-Anxiety-Inventory (STAI) 33*
  - *1.7.2 Balanced Inventory of Desirable Responding (BIDR) 34*
  - *1.7.3 Der Herzwahrnehmungs-Score (HRW) 35*
  - *1.7.4 Mehrdimensionale Körperliche Symptomliste (MKSL) 35*
  - *1.7.5 Fragebogen zur Erfassung der Ausgangslage 35*
- **2 VERSUCHSAUFBAU UND -ABLAUF 36**
  - 2.1 ABLAUFPLAN 37
    - *2.1.1 Vorbereitung 37*
    - *2.1.2 Prä-Messphase 37*
    - *2.1.3 Baseline-Messphase, Intervention, postinterventionelle Messphase 39*
    - *2.1.4 Abschlussphase 39*
- **3 GEMESSENE PARAMETER UND GERÄTE 40**
  - 3.1 HÄMODYNAMISCHE PARAMETER 41
    - *3.1.1 Oszillometrische und kontinuierliche Blutdruckmessung 41*
    - *3.1.2 Impedanzkardiographie 41*
    - *3.1.3 Herzratenvariabilität (HRV) 41*
  - 3.2 AUTONOME PARAMETER 43
    - *3.2.1 Hautleitfähigkeit (SCL) 43*
    - *3.2.2 Atemfrequenz (Resp) 43*
    - *3.2.3 Hauttemperatur (Temp) 44*
    - *3.2.4 Elektrogastrogramm (EGG) 44*
  - 3.3 ELEKTRODEN 44
- **4 STATISTISCHE ANALYSE 44**

TEIL III ERGEBNISSE 46

1 SOZIODEMOGRAPHISCHE DATEN 46

2 ERWARTUNG 47
- 2.1 SUGGESTIONSGRUPPEN 47
- 2.2 EINFLUSS VON PRESTIGE AUF DIE ERWARTUNG 48

INHALTSVERZEICHNIS

3 KARDIOVASKULÄRE PARAMETER 49

3.1 BLUTDRUCK 49

3.1.1 Vergleich der Baseline-Werte 49
3.1.2 Änderung des Blutdrucks nach der Placebointervention (Hypothese 1) 50
3.1.3 Einfluss der Suggestion auf die Änderung des Blutdrucks (Hypothese 2) 50
3.1.4 Einfluss von Prestige auf den Blutdruck (Hypothese 4) 52
3.1.5 Analyse der Probanden mit adäquater Erwartung 53

3.2 HÄMODYNAMISCHE PARAMETER (AUßER BP) 54

3.2.1 Vergleich der Baseline-Werte 54
3.2.2 Vergleich der Änderung der hämodynamische Parameter vor und nach Intervention (Hypothese 3) 54

3.3 HERZFREQUENZVARIABILITÄT 55

3.3.1 Vergleich der Baseline-Werte 55

4 AUTONOME NICHT-KARDIOVASKULÄRE PARAMETER 56

4.1 VERGLEICH DER NICHT-KARDIOVASKULÄREN PARAMETER (HYPOTHESE 3) 56

5 DESKRIPTIVE UND EXPLORATIVE DATENANALYSE 58

5.1 FRAGEBOGENDIAGNOSTIK UND HERZWAHRNEHMUNG 58
5.2 PRÄDIKTOREN DER PHYSIOLOGISCHEN, PSYCHOLOGISCHEN UND AUTONOMEN REAKTION .. 59

TEIL IV DISKUSSION 60

1 ANALYSE DER HYPOTHESEN 60

1.1 ERSTE UND ZWEITE HYPOTHESE 60
1.2 DRITTE HYPOTHESE 62
1.3 VIERTE HYPOTHESE 63

2 PERSÖNLICHKEITSCHARAKTERISTIKA 64

2.1 BIDR 64
2.2 STAI 65
2.3 HERZWAHRNEHMUNG 65
2.4 MKSL 65

3 ANALYSE DER MECHANISMEN DES WAHREN PLACEBOEFFEKTS 66

3.1 ERWARTUNG 66
3.1.1 Bedeutung und Kontexteffekt 68
3.2 KONDITIONIERUNG 69

4 KRITISCHE ERWÄGUNGEN UND LIMITATIONEN 69

INHALTSVERZEICHNIS

    4.1 BASELINE 69

    4.2 SETTING UND PROBANDENWAHL 69

    4.3 PLACEBO 70

    4.4 WEITERE ASPEKTE 70

5 ETHISCHE ASPEKTE 71

6 AUSBLICK UND KLINISCHE IMPLIKATIONEN 72

    6.1 SCHLUSSFOLGERUNG 74

TEIL V ZUSAMMENFASSUNG 76

TEIL VI LITERATURVERZEICHNIS 78

DANKSAGUNG 92

TABELLENVERZEICHNIS

II MATERIAL & METHODIK

Tabelle 1: Spielberger State-Trait-Anxiety-Inventory (*trait anxiety*) 34
Tabelle 2: Deutsche Version des Balanced Inventory of Desirable Responding (BIDR) 35
Tabelle 3: Mehrdimensionale Körperliche Symptomliste (MKSL) 37
Tabelle 4: Gemessene hämodynamische Parameter und Gerätspezifizierung 43
Tabelle 5: Gemessene autonome Parameter und Gerätespezifizierung 45

III ERGEBNISSE

Tabelle 1: Soziodemographische Daten der Suggestionsgruppen (n=92) — Verteilung, Mittelwerte (MW) ± Standardabweichung (SA) 47
Tabelle 2: Erwartungshaltung   Mittelwerte ± Standardabweichung und p-Werte 48
Tabelle 3: Blutdruckwerte der Suggestionsgruppen in mmHg 30 min vor und nach Intervention und Änderung (Δ) — Erwartungshaltung — Mittelwerte ± Standardabweichung und p-Werte 52
Tabelle 4: Blutdruckwerte der Suggestionsgruppen in mmHg 30 min vor und 15 min nach Intervention und Änderung (Δ) — Mittelwerte ± Standardabweichung, p-Werte 53
Tabelle 5: Änderung der Blutdruckwerte (Δ) der Interventionsgruppen in mmHg 15 min nach – 30 min vor Intervention — Mittelwerte ± Standardabweichung.... und p-Werte 54
Tabelle 6: Änderung der Blutdruckwerte (Δ) bei denjenigen Probanden mit adäquater Täuschung (*deception*) — Mittelwerte ± Standardabweichung, p-Werte — alle Werte in mnHg 54
Tabelle 7: Hämodynamische Parameter der Suggestionsgruppen vor und nach Intervention und Änderung (Δ) Mittelwerte ± Standardabweichung, p-Werte — Herzfrequenz (HR) in Schläge/min, Herzindex (CI) in, Totaler peripherer Gefäßwiderstand-Index (TPRI) in dyne*s*m^2/cm^5 55
Tabelle 8: Herzratenvariabilitäten (LF und HF in Hz, LF/HF-Quotient) der Suggestionsgruppen vor und nach Intervention sowie Änderung (Δ) — Mittelwerte ± Standardabweichung, p-Werte 56
Tabelle 9: Autonome Parameter für die Suggestionsgruppen und gesamte Stichprobe vor und nach Intervention sowie Änderung (Δ) — Mittelwerte ± Standardabweichung, p-Werte — Hautleitfähigkeit (SC) in mikro-mho, Temperatur (Temp) in °Fahrenheit, Atemfrequenz (Resp) in Atemzüge/Minute 58
Tabelle 10: Mittelwerte und Standardabweichung für MKSL, BIDR (*impression management und self-deception*) STAIG (trait anxiety), HWS 59
Tabelle 11: Prädiktoren für die Änderung des sBP und dBP 60

ABBILDUNGSVERZEICHNIS

II MATERIAL & METHODIK

Abbildung 1: Schema Suggestions- und Interventionsgrupen 30
Abbildung 2: Versuchsablauf 41
Abbildung 3: Task Force-Monitor® mit Finapress-Fingermanschetten 41

III ERGEBNISSE

Abbildung 1: Antizipierter und subjektiver Effekt — Interventionsgruppen im Vergleich 50

ABKÜRZUNGSVERZEICHNIS

BIDR	Balanced Inventory of Desirable Responding
BP	Blutdruck
CI	Auswurfleistung-Index
CO	Auswurfleistung
Cont	Kontinuierlich
CVP	Zentraler Venendruck
dBP	Diastolischer Blutdruck
EGG	Elektrogastrogramm
EKG	Elektrokardiogramm
HF	Hochfrequenz
HR	Herzfrequenz
HRV	Herzfrequenzvariabilität
HRW	Herzwahrnehmungs-Score
IKG	Impedanzkardiographie
im	Impression management (Fremdtäuschung)
KHK	Koronare Herzkrankheit
KOF	Körperoberfläche
LF	Niederfrequenz
mBP	Mittlerer Blutdruck
MKSL	Mehrdimensionale Körperlicher Symptomliste
MW	Mittelwert
osc	Oszillometrisch
PlG	Placebogruppe/Kontrollguppe
Resp	Atemfrequenz
SA	Standardabweichung
sBP	Systolischer Blutdruck
SCL	Hautleitfähigkeit
sd	Self-deception (Selbsttäuschung)
SeG	Interventionsgruppe Blutdruck-Senkung
SI	Schlagvolumen-Index
STAIG	Spielberger State-Trait-Anxiety-Inventory
StG	Interventionsgruppe Blutdruck-Steigerung

ABKÜRZUNGSVERZEICHNIS

SV   Schlagvolumen

ta   Trait anxiety (Angst als Eigenschaft)

Temp   Hauttemperatur

TPR(I)   Totaler peripherer Gefäßwiderstand (Index)

I EINLEITUNG

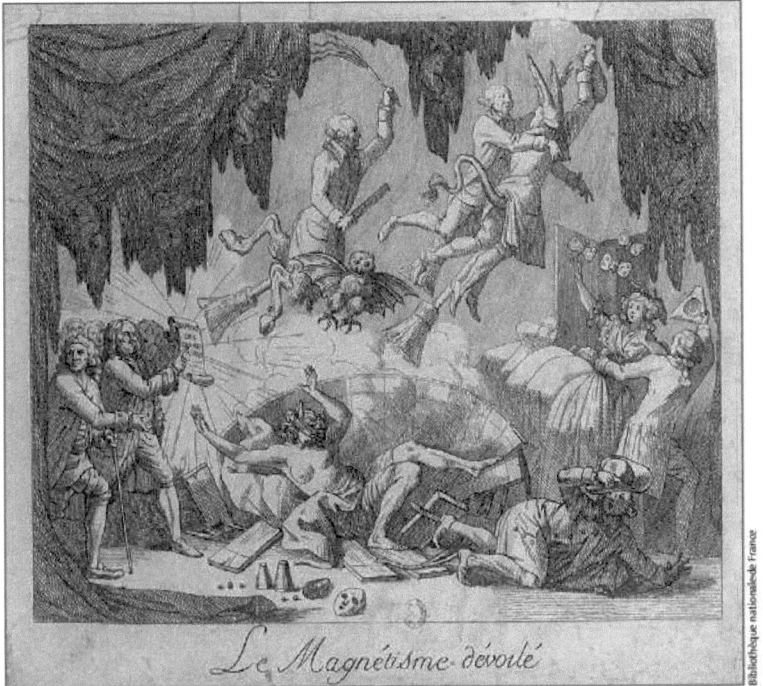

Magnetism Revealed (1784) Franklin routs the Mesmerists

Französische Zeichnung eines Anonymus aus dem Jahr 1784 (Französische Nationalbibliothek).

Als das erste öffentlich durchgeführte placebokontrollierte medizinische Experiment gilt der Versuch Benjamin Franklins und Antoine Lavoisiers von 1784, die von F.A. Mesmer erfundene Lehre vom animalischen Magnetismus, dem Mesmerismus, zu widerlegen. Dabei kamen sie zu dem Ergebnis, dass die durch den Mesmerismus hervorgerufenen Effekte nichts als Imagination seien (Kaptchuk et al. 2009).

I EINLEITUNG

TEIL I EINLEITUNG

1 Placebo

1.1 Begriffsklärung

1.1.1 Placebo

Placebos — zum einen werden sie im Rahmen von Therapiemaßnahmen eingesetzt, zum anderen sind sie Forschungsinstrumente und essentieller Bestandteil von *Randomized Controlled Trials* (RCT). Als der erste publizierte RCT gilt die 1948 erschienene Studie von Sir Bradford Hill zur Streptomycintherapie bei pulmonaler Tuberkulose (Doll 1998). RCTs sind heute Goldstandard der *Evidence Based Medicine*. Bedenkt man, dass sämtliche therapeutischen Maßnahmen ihre Legitimation im Grunde aus ihrer Überlegenheit gegenüber dem Placebo beziehen, dann wird die große Bedeutung, die Placebos und ihren Effekten zukommt, deutlich (Benedetti 2008). Im Jahr 2011 fanden sich bei der Literaturrecherche in der Datenbank Pubmed zum Begriff „Placebo" 149233 Treffer, was seine besondere Relevanz noch einmal illustriert (Pubmed).

1.1.2 Semantik und Etymologie

Der Begriff Placebo — aus dem Lateinischen als „ich werde gefallen" übersetzt — hat seinen Ursprung in der Bibel: „Placebo domino in regione vivorum", „Ich werde dem Herrn gefallen im Land der Lebenden" (Psalm 116,9). Obwohl über Jahrhunderte hinweg die zu der jeweiligen Zeit gängigen Therapien häufig nichts anderes waren als Placebos im heutigen Sinne, wurde der Begriff des Placebos auch schon damals mit einer Art Täuschung in Verbindung gebracht (Lasagna 1986).
In einem medizinischen Lexikon lässt sich das Stichwort Placebo erstmals 1785 in der zweiten Ausgabe von Motherby's New Medical Journal finden. Dort wurde es als *a commonplace method or medicine* definiert, dann aber im Weiteren nur als *a commonplace method of medicine* übersetzt (Shapiro 1968).

Bei einem Placebo im heutigen Verständnis des Begriffes handelt es sich um ein inertes Mittel. *Inert* im Sinne der klassischen, also medikamentösen Form des Placebos, bedeutet, dass keine pharmakologische wirksame Substanz enthalten ist (Benedetti et al. 2003, Walach et al. 2005).

Seine Verabreichung impliziert begriffsnotwendigerweise, dass der Patient in dem Glauben gehalten wird, ein Verum — ein Präparat mit bereits nachgewiesener Wirksamkeit — zu erhalten. Dies läuft auf eine Täuschung hinaus, woraus sich zwangsläufig auch ethische Fragen ergeben. Unter Studienbedingungen werden die Teilnehmer allerdings über die Möglichkeit eines inerten Mittels aufgeklärt.

1.1.3 Placeboeffekt/Placeboreaktion und *meaning response*

Darüber jedoch, was als ein Placeboeffekt gelten solle, besteht bis heute keineswegs Einigkeit. Vielmehr finden sich in der Literatur zahlreiche Definitionsversuche (Bienenfeld et al. 1996). Als Beispiel soll der Vorschlag einer Expertengruppe des National Institute of Health von 1996, der sich durch seine Prägnanz und Positivität auszeichnet, zurückgegriffen werden (Walach und Sadaghiani 2002): "The placebo effect is most usefully defined as a positive healing effect resulting from the use of any healing intervention presumed to be mediated by the symbolic effect of meaning of the intervention for the patient."

In der Placeboforschung werden die Begriffe Placeboeffekt (*placebo effect*) und Placeboreaktion (*placebo response*) häufig synonym verwendet. Gemeint ist dabei die tatsächliche Antwort der Körpers auf eine inerte Substanz oder Prozedur, und zwar im Sinne eines psychobiologischen Phänomens (Benedetti 2008).

Die Frage nach dem Verständnis des Placeboeffekts weist gewissermaßen einen philosophischen Aspekt auf, denn sie führt zu einem Paradoxon: Das den Placeboeffekt erzielende Placebo ist ex definitionem wirkungslos (inert) — wie also kann es dennoch einen Effekt hervorrufen? Moerman arbeitete dies klar heraus und forderte, vielmehr von einem *meaning response* als von einem Placeboeffekt zu sprechen. Als *meaning response* wird die Reaktion des Körpers auf die individuelle Bedeutung der therapeutischen Intervention und der damit einhergehenden Situation begriffen (Moerman et al. 2002).

Somit hat sich dann unser Verständnis des Placebokonzepts vom inerten Inhalt zur Simulation einer therapeutischen Intervention verschoben (Price et al. 2008). Man kann also davon ausgehen, dass es sich beim Placeboeffekt um die psychobiologische Antwort auf einen therapeutischen Kontext handelt (Price et al. 2008, Miller et al. 2008).

I EINLEITUNG

1.2 Placeboeffekt und Doppelblindversuch

Die Placeboforschung hat seit den Fünfziger Jahren eine zunehmende Bedeutung gefunden. Henry Beecher hat durch seine Metaanalyse „The Powerful Placebo" den Placeboeffekt erstmals quantifiziert und wissenschaftlich fundiert (Beecher 1955); sie ist bis heute eine der meist zitierten Veröffentlichungen auf diesem Gebiet. Beecher hob die Notwendigkeit hervor, in klinischen wie wissenschaftlichen Zusammenhängen dem Placeboeffekt Rechnung zu tragen.

Zu Beechers Metaanalyse sei kritisch angemerkt, dass die Ergebnisse einiger der dort eingeschlossenen Studien für den Zweck des *powerful placebo* umgedeutet und fehlinterpretiert wurden. Spontanremission, *reporting bias*, Regression zur Mitte und diverse andere Faktoren seien laut Kienle und Kiene (1997) für den auf 35 % konstatierten Placeboeffekt verantwortlich.

Hróbjartsson und Gøtsche (2001, 2004) zweifeln in ihren Metaanalysen sogar an, dass Placeboeffekte überhaupt innerhalb eines klinischen Kontexts existieren. Sie räumen lediglich die Möglichkeit eines geringfügigen Effekts bei subjektiven Parametern, insbesondere Schmerz, nicht aber bei objektiv bewerteten Parametern ein (Hrobjartsson und Gøtsche 2001). Allerdings ist hier offensichtlich eine bewusste Vorentscheidung der Autoren zugunsten der subjektiven Parameter getroffen worden. Kontrolliert man diese Vorentscheidung gegen, zeigt sich ein geringer, aber signifikanter Placeboeffekt auch für diese objektiv erfassten Parameter (Meissner 2005, Meissner et al. 2007). Dies liegt möglicherweise an der unterschiedlichen Ausprägung, mit denen verschiedene Placebointerventionen die objektiv bewerteten Parameter beeinflussen (Meissner et al. 2007).

Trotz solcher Einwände ist, wie eingangs betont, die Anerkennung der Existenz von Placeboeffekten eingegangen in die grundsätzlichen Anforderungen jeder klinischen Studie. Der Doppelblindversuch, als höchste Ebene, trägt in markanter Weise der Komplexität und Vielfalt der psychologischen und interaktiven Faktoren, wie sie in jeder Art von medizinischer Behandlung Einfluss haben, Rechnung. Das Prinzip dieser Anordnung besteht darin, dass nicht nur der Proband in Unkenntnis darüber gehalten wird, ob er ein Verum oder Placebo erhält, sondern vielmehr auch der Versuchsleiter selbst nicht wissen darf, was er verabreicht. Denn es ist davon auszugehen, dass dessen Erwartung ebenfalls die des Probanden beeinflussen kann und damit auch die erzielten Effekte, und zwar auch dann, wenn er diese gar nicht wissentlich kommuniziert.

Neuere Publikationen bestätigen nicht nur die Existenz von Placeboeffekten, sondern differenzieren auch die unterschiedlichen Wirkweisen und Effekte (Kaptchuk et al. 2009, Miller et al. 2008, Benedetti et al. 2005). Die aktuellen Überlegungen und Modelle zu der Frage, aus welchen Faktoren sich der Placeboeffekt im Einzelnen zusammensetzt, werden im folgenden Abschnitt näher erläutert.

Die Quantifizierung der Placeboreaktion ist in klinischen Studien und experimentellen Settings unterschiedlich. Hinsichtlich der Placeboanalgesie war der Placeboeffekt in Studien zu dessen Mechanismus größer als der Placeboeffekt in denjenigen RCTs, die Placebo als Kontrollbedingung integriert hatten. Diese Differenz ist wahrscheinlich den unterschiedlichen Placeboinstruktionen und Suggestionen zuzuschreiben (Vase et al. 2002).

2 Placebo-ähnliche Effekte

Nachdem klargestellt worden ist, dass die Existenz von Placeboeffekten prinzipiell als gegeben und darüber hinaus grundlegend für die vorliegende Studie angesehen wird, bedarf es einer weiteren begrifflichen Klärung.
Es hat sich gezeigt, dass sich manche Veränderungen in der Symptomatik auch in Abwesenheit eines Placebos vollziehen können (Benedetti 2008). So wird der wahrgenommene *(perceived)* Placeboeffekt von einem wahren *(true)* Placeboeffekt abgegrenzt. Der letztere steht im kausalen Zusammenhang mit einer gegebenen Placebointervention und ist unmittelbar auf die Verabreichung des Placebos zurückzuführen. Häufig wird der *wahrgenommene* Effekt zu unrecht mit dem *wahren* gleichgesetzt und verfälscht ihn auf diese Weise (Ernst und Resch 1995). Der *wahrgenommene* oder Placebo-ähnliche Effekt würde also auch bei einer *no-treatment*-Gruppe (einer Patientengruppe ohne Placebogabe) auftreten (Benedetti 2008).
Für diese Pseudoeffekte kann es verschiedene Gründe geben. Chronische Erkrankungen gehen beispielsweise beinah immer mit einer spontanen Fluktuation der Symptomintensität einher, welche nichts anderes ist als ein Ausdruck des *natural course of disease* (Fields und Levine. 1984).
Dazu zählt beispielsweise auch die Spontanremission (Kienle und Kiene 1997), die möglicherweise auch ohne medizinische Intervention beziehungsweise Verabreichen eines Placebos eingetreten wäre (Benedetti 2008).

Zu beachten ist dabei der spezielle statistische Effekt der Regression zur Mitte. Diesem statistischen Phänomen liegt die Tatsache zugrunde, dass physiologische Parameter einer ständigen Fluktuation unterliegen. Suchen nun Patienten einen Arzt auf, tun sie dies typischerweise dann, wenn ihre Symptome am stärksten ausgeprägt sind. Zieht man solche Patienten in eine Studie mit ein, ist mit großer Wahrscheinlichkeit damit zur rechnen, dass im Laufe der Studie eine Besserung eintreten wird (Ernst und Resch 1995, Kienle und Kiene 1996).

Auch gibt es spezifische Effekte, die im Rahmen von Studienteilnahmen auftreten. Der *reporting bias* etwa kommt zustande, indem Patienten dem Arzt gegenüber ihre Angaben positiv färben, um ihm zu gefallen (Kienle und Kiene 1997). Zu beobachten ist umgekehrt der *observer* beziehungsweise *investigator bias*, wenn nämlich die Erwartung des Behandlers die erhobenen Effekte beeinflusst (Graceley et al. 1985).

Auch kann es zu Gewöhnungseffekten kommen. So etwa wenn ein Hypertoniker sich an das möglicherweise initial belastende klinische Setting gewöhnt, somit seine Angst verliert und der Blutdruck schließlich aus diesem Grunde sinkt. Lebensgewohnheiten können sich verändern. Dies kann gerade auch geschehen, wenn Patienten sich während einer Studie allein durch ihre Teilnahme gesundheitsbewusster verhalten: Vermeiden von salzreicher Nahrung, Stressreduktion oder vermehrte körperliche Aktivität (Ernst und Resch 1995). Auch zusätzliche Medikation oder andere Behandlungsformen während der Studienphase werden häufig nicht dokumentiert (Kienle und Kiene 1997).

Zu erwähnen ist auch der *clinical trial effect*. Dieser bedeutet, dass die alleinige Tatsache der Zuwendung mit einer Verbesserung der Symptomatik einhergehen kann (McCarney et al. 2007). Im allgemeinen hat eine Studienteilnahme eher einen positiven Effekt auf den Outcome als einen negativen (Brunholtz et al. 2001).

3 Der Placeboeffekt

Um den wahren Placeboeffekt zu eruieren, müssen alle oben genannten Faktoren herausgesondert werden; eine *no-treatment*-Gruppe müsste deshalb in das Studiendesign integriert werden. Dabei sei angemerkt, dass bis vor kurzem in den meisten Studien der natürliche Verlauf nicht berücksichtigt wurde und keine *no-treatment*-Gruppen eingesetzt wurden. Ernst und Resch (1995) führten eine Metaanalyse mit zwischen 1986 und 1994 erschienenen klinischen Studien und Metaanalysen durch und fanden, dass tatsächlich nur 4 % sowohl eine Placebo- als auch eine *no-treatment*-Gruppe enthielten. Lange Zeit wurde auch nicht berücksichtigt, dass der Placeboeffekt nur kontextuell verstanden werden kann (Benedetti 2002, Di Blasi et al. 2001).

Nachdem hier versucht wurde, eine Abgrenzung des eigentlichen Placeboeffekts von verfälschenden Faktoren zu ziehen, kommt es nunmehr darauf an zu untersuchen, welche Wirkmechanismen solchen Effekten zugrunde liegen.

So wie es nicht nur einen einzigen Placeboeffekt gibt, gibt es nicht nur einen einzigen jeweils verantwortlichen Mechanismus, sondern eine Vielzahl. Dies sind vor allem: Erwartung, Konditionierung, Lernen, Motivation, somatischer Fokus, Belohnung, Bedeutung etc. (Finniss et al. 2010).

In den letzten Jahren haben sich im Wesentlichen zwei Mechanismen als essentiell für den Placeboeffekt herauskristallisiert: Zum einen die *Erwartung*, wie sie vor allem durch suggestive Faktoren erzeugt wird, zum anderen aber geht es um Lernprozesse wie etwa *Konditionierung* (Benedetti et al. 2003, Klosterhalfen und Enck 2006).

3.1 Erwartung *(expectancy)* und Bedeutung *(meaning)*

Für das Verständnis eines jeglichen Placeboeffekts ist der Begriff der Erwartung zentral. Eine Placebobehandlung zielt gewissermaßen darauf, bei einem Probanden oder Patienten eine bestimmte Erwartung zu erzeugen. Placebobehandlung ist Täuschung über die Wirksamkeit einer Maßnahme zu dem Ziel, eine entsprechende Erwartung zu provozieren. Der Begriff der Erwartung ist zunächst ein psychologischer. Eine bewusste Erwartung kann zum Beispiel mittels Fragebogen oder im Interview gemessen werden. Es hat sich gezeigt, dass der Placeboeffekt maßgeblich von der Erwartung der Studienteilnehmer abhängt (Price et al. 1999, Benedetti et al. 2003, Vase et al. 2005, Klinger et al. 2007).

Erwartung spielt vor allem dann eine Rolle, wenn es um bewusste Inhalte wie Schmerz oder auch motorische Performance wie etwa bei Parkinson-Patienten geht (Benedetti et al. 2003). Es scheint, als verändere Erwartung die neuronale Aktivität im limbischen System (Lanotte et al. 2005). Auch in Studien zur Akupunktur bestätigt sich die große Bedeutung der Erwartung: Bei

Patienten, die sich in der Verumgruppe glaubten beziehungsweise diejenigen, die eine höhere Erwartung bezüglich der Akupunktur hatten, konnte ein größerer Effekt registriert werden (Bausell et al. 2005, Linde et al. 2007).

Die Forschung der letzten Jahre zeigt, dass die Erwartungshaltung in Bezug auf den Nutzen einer medizinischen Intervention einen großen Einfluss auf die Resultate von klinischen Studien haben kann, unabhängig davon, ob die Teilnehmer der Kontroll- oder Verumgruppe zugeteilt sind (Benedetti 2008).

Die Erwartung ist auch fundamental für alle emotionalen Prozesse, da wir durch sie in der Lage sind zukünftige (emotionale und motivationale) Situationen zu antizipieren. In einer Studie konnten Petrovic et al. (2005) mit Hilfe der funktionellen Magnetresonanztomographie zeigen, dass die gleichen Hirnregionen während der emotionalen Placeboreaktion und der Placeboanalgesie aktiv waren; beide Effekte korrelierten positiv mit der Erwartungshaltung der Probanden.

3.1.1 Die Verbale Suggestion

Die Instruktion, die einem Probanden/Patienten gegeben wird, dient der suggestiven Erzeugung von Erwartung (Finniss et al. 2010, Klosterhalfen und Enck 2006, Benedetti et al. 2005). Die Ankündigung einer Besserung kann den Placeboeffekt auf diese Weise verstärken. Die den Placeboeffekt bestimmende Erwartung eines Probanden kann sogar durch eine verbale Suggestion antagonisiert werden: So konnten Benedetti et al. zeigen, dass die Suggestion einer Schmerzverstärkung bei vorher durch ein Analgetikum präkonditionierten Probanden eine Hyperalgesie hervorrufen kann (Benedetti et al. 2003). Ebenso wurde in einer Studie von Kaptchuk et al. (2006) ein Noceboeffekt (also die Verschlechterung einer Symptomatik hervorgerufen durch ein inertes Mittel) durch die verbale Suggestion von Nebenwirkung erreicht; dieser scheint also auch mit der Information, die der Patient erhält, verknüpft zu sein.

3.1.2 Prestige

Prestige ist das Ansehen, in dem Personen, Gruppen und Institutionen aufgrund ihrer Leistung, ihrer sozialen Stellung, ihres Einkommens oder ihrer Kompetenzen bei anderen Personen oder Gruppen in der Öffentlichkeit stehen (Asanger et al. 1994). Unter der Prestige-Beeinflussung kann eine durch das Prestige bedingte suggestive Wirkung verstanden werden. Ein mit Prestige behaftetes Attribut stellt beispielsweise der weiße Kittel (etwa in Verbindung mit einem Stethoskop) des Arztes dar. Diesem kann durchaus eine wichtige Rolle zukommen, denn er

erhöht die Bedeutung der Situation für den Patienten oder Probanden (Blumhagen 1979, Moerman et al. 2002).
Aber auch die Einstellung des Arztes gegenüber der Therapie korreliert mit dem Behandlungserfolg. Ist diese positiv, so wirkt sie sich auch positiv auf die Besserung der Symptome der Patienten aus (Thomas 1987, Di Blasi et al. 2001).

3.1.3 Das Paradigma der offen versus der verdeckten Applikation

Bei Parkinsonpatienten ist eine bewusst wahrgenommene Placeboapplikation in Bezug auf die motorische und autonome Leistung effektiver als eine verdeckte (Colloca et al. 2004). Das gleiche gilt für die Placeboanalgesie (Amanzio et al. 2001, Colloca et al. 2004). Wenn die Placebogabe verdeckt (ohne dass es der Probanden erwartete) gestoppt wird, dauert die Analgesie im Gegensatz zum offenen Absetzen länger an. Man kann davon ausgehen, dass die offene Anwendung eines Placebos, welches als Analgetikum ausgegeben wird, eine Ausschüttung von endogenen Opioiden bewirkt (Amanzio et al. 2001).

3.2 Konditionierung — Placebo als bewusstes und unbewusstes Lernphänomen

Die Konditionierung ist ein Lernphänomen und neben der Erwartung der wichtigste vermittelnde Mechanismus des Placeboeffekts. Diverse Studien zeigen, dass eine Placeboreaktion konditioniert werden kann (Voudouris et al. 1990, Amanzio und Benedetti 1999, Benedetti et al. 1998), und zwar nicht nur beim Menschen sondern auch im Tiermodell (Grochowicz et al. 1991, Herrenstein 1962). In diesem Zusammenhang funktioniert die Konditionierung nach dem Prinzip der klassischen pavlowschen Konditionierung, wobei das wirkungsaktive Präparat den unkonditionierten (US) und das Placebo, das dem US im Aussehen gleicht, den konditionierten Stimulus darstellt (Klinger et al. 2007). Analog stellt die Placeboreaktion die konditionierte Antwort und die Reaktion auf das Verum die unkonditionierte Antwort dar (Benedetti et al. 2003).
Durch Konditionierung können vermutlich auch unbewusst ablaufende physiologische Funktionen wie beispielsweise die Immunantwort und hormonale Regulation unter Placebogaben beeinflusst werden (Benedetti et al. 2003, 2005, Grochowicz et al. 1991). Auch gibt es in älteren Studien Hinweise, dass BP-Effekte konditionierbar sein könnten (Whitehead et al. 1976, Reiff et al. 1999).

3.3 Zusammenhang zwischen Konditionierung und Erwartung

Die Beziehung von Konditionierung und Erwartung zueinander war und ist Gegenstand von Diskussionen. Die Schwierigkeit ist, dass viele Ergebnisse mit dem einem oder dem anderen Modell erklärt werden könnten (Stewart-Williams und Podd 2004). Eine strikte Trennung erscheint allerdings wenig sinnvoll, vor allem wenn man bedenkt, dass in Studien zur Placeboanalgesie bei vorheriger Konditionierung, die Erwartung mit der Effektstärke korreliert (de Jong et al. 1996, Montgomery et al. 1997). Konditionierung beeinflusst die Erwartung, der Umkehrschluss hingegen ist nicht zulässig (Benedetti et al. 2003). In diesem Zusammenhang kann die Konditionierung sowie auch die Suggestion zu den die Erwartung modifizierenden Faktoren gerechnet werden. Sie kann aber auch als alleiniger (hier unbewusster), den Placeboeffekt vermittelnden, Mechanismus fungieren.

3.4 Die Placebowirkung beeinflussende Faktoren

Verschiede kontextuelle Faktoren haben (als Suggestivkräfte) Einfluss auf die Placebowirkung, also auf das Ausmaß der Placeboreaktion (Linde 2006). Zum einen spielt die Applikationsart eine Rolle für die Stärke der Placebowirkung (Kaptchuk et al. 2000). Als besonders effektiv oder „bedeutungsvoll" gelten invasive Verfahren: Placebooperationen (Moerman et al. 2002), gefolgt von Injektionen, Infusionen und schließlich die orale Gabe der Placebotablette (de Craen et al. 2000). Analog ist auch bei der Scheinakupunktur für subjektive Parameter ein größerer Placeboeffekt nachweisbar als bei oraler Placeboeinnahme (Kaptchuk et al. 2006).
Bei Patienten mit Hypertropher Kardiomyopathie, denen ein Schrittmacher implantiert wurde, konnte eine signifikante Besserung der Beschwerden erreicht werden, selbst wenn der Schrittmacher nicht effektiv stimulierte (Linde et al. 1999).
In einer Studie zur Herzschrittmachertherapie bei vasovagaler Synkope konnte durch den *sham*-Schrittmacher (implantiert, aber nicht aktiviert) ein längerfristiger Effekt über 6 Monate ausgemacht werden (Connolly et al. 2003).
Die Injektion einer Placebosubstanz ist zwar nicht zu vernachlässigen, doch die primäre Bedeutung kommt dabei dem Einstich der Nadel zu (Leslie 1954), also ihre symbolische Signifikanz (Brody und Brody 2000).

Die klassische Placebotablette kann, je nach Farbwahl, unterschiedliche Suggestionseffekte erzielen. So wird beispielsweise ein rotes oder oranges Präparat assoziiert mit einer aktivierenden Wirkung, im Gegensatz zu einem grünen oder blauen Präparat, das eher eine beruhigende Konnotation in sich trägt; selbst der Wirkungsort wird mit unterschiedlichen Farben assoziiert (de Craen et al. 1996). Auch kommerzielle Aspekte gehen mit einer unterschiedlich starken Placeboreaktion einher: Vermeintlich preislich reduzierte Tabletten sind nicht so wirkungsvoll wie solche mit regulärem Preis (Waber et al. 2008); Medikamente bekannter Hersteller als Markenartikel sind effektiver als *no names* (Branthwaite et al. 1981). Komplexe Placebointerventionen scheinen effektiver zu sein als einfachere (Kaptchuk et al. 2000), so auch die häufigere Gabe (de Craen et al. 1999).

Placeboeffekte treten stärker zutage, wenn eine eindeutige Information über das gegebene Mittel bereitgestellt wird: Sind sich Probanden der Möglichkeit bewusst, es könne sich um Placebo handeln, ist der Effekt geringer (Pollo et al. 2001, Kirsch und Rosadino 1993). Im Fazit bedeutet dies: Die verbale Suggestion, die Suggestion durch das Prestige, der Applikationsmodus etc. beeinflussen letztlich die Erwartung.

3.4.1 Persönlichkeitsmerkmale und *Responder*

Eine explizite "Placebopersönlichkeit", also spezifische Persönlichkeitsmerkmale, die mit einer positiven Placeboreaktion korrelieren, scheint es nicht zu geben (Turner et al. 1994). Allerdings scheinen gewisse Persönlichkeitsmerkmale und situationsbezogene Faktoren in ihrer Beziehung zueinander die Placeboreaktion beeinflussen zu können (Geers et al. 2005). So gibt es beispielsweise eine Korrelation von *state anxiety,* also der situationsbezogenen Angst, mit Schmerztoleranz während einer Placebointervention (McGlashan et al. 1969).

Auch wird Angst- sowie Stressreduktion als individuelle Komponente des Placeboeffekts diskutiert (Price et al. 1999, Aslaksen et al. 2011). Die Theorie der Angstreduktion impliziert, dass der Inhalt der Erwartung an sich irrelevant ist. Lediglich ihr Effekt auf die Reduktion der Angst sei hier wichtig (Stewart-Williams und Podd 2004). Zusätzlich gibt es Daten, die auf eine höhere Placeboansprechrate bei Männern in Assoziation mit einer durchs Placebo hervorgerufenen Stressreduktion hinweisen (Aslaksen et al. 2011). Eine Einteilung in *responder* und *non-responder* anhand von Persönlichkeitsvariablen erscheint nach bisheriger Datenlage insgesamt nicht sinnvoll (Shapiro et al. 1979).

I EINLEITUNG

3.5 Spezifität von Placeboeffekten

Auch stellt sich die Frage, ob Placebos eher eine allgemeine Wirkung besitzen, sie also nicht nur das im Fokus stehende Organsystem beeinflussen oder ob ihre Wirkung auch spezifisch sein kann. Hier gibt es Hinweise, dass Placebointerventionen tatsächlich spezifisch auf ein physiologisches System gerichtet sein können. Möglicherweise gilt dies auch in Bezug auf das kardiovaskuläre System (Meissner 2009, Meissner et al 2011).

3.6 Quantifizierbarkeit von Placeboeffekten

Auch die Quantifizierung des Placeboeffekts stellt sich als schwierig dar. Man kann jedoch davon ausgehen, dass in den meisten Situationen und für die meisten Bedingungen der Placeboeffekt 30 bis 40% der Verbesserung durch eine Intervention beträgt (Olshansky 2007).

In einem Vergleich von Patienten mit leicht- bis mittelgradiger arterieller Hypertonie, die mit Placebo oder unterschiedlichen Vera behandelt wurden, gab es eine Ansprechrate von insgesamt 30% respektive 58%. Der Effekt war noch nach einem Jahr vorhanden (Preston et al. 2000).

4 Klinischer Kontext

Aus den zuvor ausgeführten Definitionen ist nun deutlich geworden, dass dem Placebo in der Klinik eine große Bedeutung zukommt. Obwohl in RCTs den Kontrollgruppen stets Placebos verabreicht werden, zielt der Fokus selten auf die Analyse der Wirkung des Placebos per se ab.

Bisher lag der Schwerpunkt der Placeboforschung vor allem in dem Bereich der Placeboanalgesie (Finiss et al. 2010). Es konnte hier sogar gezeigt werden, dass eine durch Opioide vermittelte Placeboanalgesie durch Naloxon antagonisiert werden und auch die für Opioide typischen Nebenwirkungen hervorrufen kann (Amanzio und Benedetti 1999, Benedetti et al. 1999). So kann der Effekt der Opioid-vermittelten Placeboanalgesie anhand einer verminderten Hirnaktivität in den für Schmerz verantwortlichen zerebralen Arealen nachgewiesen werden (Benedetti et al. 2005). Es findet sich hier also ein unmittelbares und gut objektivierbares Korrelat.

Positive Placeboeffekte konnten bisher auch für das Immunsystem, Morbus Parkinson und Depression nachgewiesen werden (Finniss et al. 2010, Colloca et al. 2004, Benedetti et al. 2003, Turner et al. 1994). Bei der Major Depression beispielsweise wird von einer hohen Placeboansprechrate (29,7%) ausgegangen (Walsh et al. 2002).

Im Vergleich zu den anderen Bereichen der Placeboforschung ist die Studienlage zu Placeboeffekten auf das kardiovaskuläre System insgesamt und auf den Blutdruck im Besonderen eher dürftig. Zusätzlich sind die vorhandenen Studienergebnisse aufgrund einer fehlenden systematischen Analyse hinsichtlich des Placeboeffekts widersprüchlich und die Placebo-ähnlichen Effekte nicht ohne weiteres vom wahren Placeboeffekt abgrenzbar (Benedetti 2009).

In der Untersuchung des Placeboeffekts auf den Blutdruck liegt nun gezielt der Fokus dieser Arbeit. Die große klinische Relevanz des Krankheitsbildes der Hypertonie wird im folgenden Abschnitt geschildert.

4.1 Hypertonie

Die Hypertonie, nach den Framingham-Kriterien definiert als systolischer/diastolischer Blutdruck ≥140/90 mmHg in der Einmalmessung, ist in den Industrieländern die häufigste Indikation für verschreibungspflichtige Medikamente (Woodwell und Cherry 2004). Im Jahre 2000 litt nicht weniger als ein Viertel der erwachsenen Weltbevölkerung an hohem Blutdruck, die Tendenz ist weiter steigend (Kearney et al. 2005). So stellt die Hypertonie ein bedeutendes Public-health-Problem dar: Sie ist ein Haupt-Risikofaktor für kardiovaskuläre Ereignisse (Mancia et al. 2007) — die häufigste Todesursache nicht nur in den Industrieländern, sondern nach WHO-Kriterien weltweit (Ezzati et al. 2002, Wolf-Maier et al. 2003). Seine erfolgreiche Behandlung reduziert dieses Risiko (Egan et al. 2010).

4.1.1 Weißkittel-Hypertonie

Bei der Weißkittel-Hypertonie (WKH) oder auch *isolated clinical hypertension* kommt es wiederholt zu erhöhten klinisch gemessenen Blutdruckwerten, die sich außerhalb des klinischen Kontexts nicht reproduzieren lassen. Ihr kommt vor allem bei der Diagnose von leicht- bis mittelgradiger Hypertonie eine wichtige Bedeutung zukommen. Die Rate der WKH wird auf 20 bis 30 % bei der mit leicht- bis mittelgradiger Hypertonie diagnostizieren Patienten geschätzt (Weber et al. 1994, Høegholm et al. 1992).

4.2 Placeboeffekte in Bezug auf den systemischen Blutdruck (BP)

Monatlich erscheint eine Vielzahl pharmakologischer Hypertonie-Studien. Häufig wird dabei ein positiver Placeboeffekt auf die BP-Senkung beschrieben; allerdings werden auch hier die wahren Placeboreaktionen vom Placebo-ähnlichen Effekt meist nicht abgegrenzt (Asmar et al. 2001).

Insgesamt gibt es eine bisher unbefriedigende Studienlage mit sehr wenigen Studien, die den Placeboeffekt auf den Blutdruck per se untersuchen. Bei den Vorhandenen ergibt sich dann zum einen die Schwierigkeit, dass häufig nur Einmalmessungen und keine kontinuierlichen BP-Messungen angewandt werden. Zum anderen gibt es wenige Studien, die das Verhalten von Placebos auch bei gesunden Probanden untersuchen. Solche wären im Rahmen der Grundlagenforschung von Placeboeffekten auf den BP wünschenswert, um die Ergebnisse der großen Hypertonie-Studien auch vor diesem Hintergrund interpretieren zu können. Im Weiteren werden die vorhanden Daten zum Placeboeffekt auf den Blutdruck vorgestellt.

In einigen älteren Studien wurde bei der ambulanten 24-h-BP-Messung (AMBP) im Gegensatz zur klinischen BP-Messung entweder kein Placeboeffekt auf den Blutdruck oder nur während der ersten Phase der AMBP und dann mit nur geringem Effekt festgestellt (Gould et al. 1981, Dupont et al. 1987, Mutti et al. 1991). Mancia et al. untersuchten eine größere Stichprobe von Patienten mit leicht- bis mittelgradiger Hypertonie. Auch hier konnte lediglich in der Frühphase (während der ersten 4 Stunden) und nur tagsüber eine signifikante Minderung des Blutdrucks um 3.1 mmHg dokumentiert werden (Mancia et al. 1995).

Amigo et al. konnten sowohl bei gesunden Probanden, als auch bei Hypertonikern signifikante Placeboeffekte in beide Richtungen (Steigerung und Senkung) allein durch verbale Suggestion nachweisen. Hier wurde allerdings lediglich eine einmalige BP-Messung durchgeführt (Amigo et al. 1993).

Asmar et al. fanden einen signifikanten Placeboeffekt im Rahmen einer Senkung des systolischen (sBP), diastolischen (dBP) und mittleren Blutdrucks (mBP) bei Patienten mit leicht- bis mittelgradiger Hypertonie. Dieser Effekt war allerdings nur tagsüber vorhanden und fiel während der 24-BP-Messung deutlich geringer aus als bei der klinischen Einmalmessung (Differenz des sBP -2,9 ± 6,2 versus -6,5 ± 11.1 mmHg). Kein Effekt wurde auf Herzfrequenz (HR) und *pulse pressure* (PP) verzeichnet (Asmar et al. 2001). Durch eine Korrespondenz zwischen Asmar und Hróbjartsson und Gøtzsche wird deutlich, dass Asmar et al. seiner Publikation von 2001 im Vergleich zu der 1996 erschienenen den selben Patientenpool herangezogen und selektiert hatte, was zu dieser Studie kritisch angemerkt werden muss. Auf diese Weise lässt sich der positive Placeboeffekt auch auf die ambulatorischen 24-Stunden-BP-Messung am ehesten erklären (Asmar et al. 1996, Asmar et al. 2001, Hróbjartsson und Gøtzsche 2006).

4.3. Kardiovaskuläre Placeboeffekte

Bereits einige frühe Publikationen geben Hinweise auf die Konditionierbarkeit von Placeboeffekten auch in Bezug auf das kardiovaskuläre System (Lang und Rush 1969). Lang und Rand (1969) konnten eine konditionierte Placeboantwort durch die Gabe von sublingualem Nitroglycerin mit Pfefferminz-Geschmack unter Auftreten typischer Nebenwirkungen wie Sinustachykardie provozieren.

In einer Studie zur Placeboanalgesie wurde zugleich die sympathische Kontrolle des Herzens analysiert: Bei gesunden Probanden wurde ein ischämischer Schmerz induziert und eine Analgesie durch Placebogabe hervorgerufen. Die Placeboanalgesie sowie die begleitende Herzfrequenzminderung konnten durch Naloxon antagonisiert werden. Propanolol antagonisierte hingegen selektiv den Placeboeffekt auf die Herzfrequenzminderung und die sympathische Antwort (gemessen durch *low frequency-* Domäne der Herzfrequenzvariabilität). Möglicherweise spielte hier ein direkter Effekt der durch das Placebo aktivierten endogenen Opioide auf das Herzkreislaufsystem eine Rolle. Dabei wurde auch hier davon ausgegangen, dass die Arzt-Patienten-Beziehung und die damit verbundene Erwartung einen wichtigen Aspekt des Effekts ausmachten (Pollo et al. 2003).

4.4 Autonomes Nervensystem und Feedback

Möglicherweise reagieren vom autonomen Nervensystem unmittelbar beeinflusste, physikalische Parameter wie der systemische Blutdruck besser auf Placebointerventionen als rein biochemische Parameter wie etwa der Blutzucker (Meissner et al. 2007). Hier sei darauf hingewiesen, dass auch der BP unter dem Einfluss verschiedener biochemischer Parameter steht und eine strikte Trennung zwischen physikalischen und biochemischen Parametern nicht möglich ist.

Verschiedene Feedbackmechanismen könnten zu dieser unterschiedlichen Placeboantwortrate beitragen. Solche Feedbackmechanismen ermöglichen die Wahrnehmung des Zustandes innerer Organe - sei es durch viszerale oder somatische Perzeption, wie etwa bei einem Asthmaanfall oder einer hypertensiven Krise (Manning und Schwartzstein 2001, O'Brien et al. 1998).
Während einer Placebobehandlung könnte der Glaube des Patienten an die Therapie in eine selektiven Aufmerksamkeit bezüglich einer Veränderung der Symptomatik resultieren (Allan und Siegel 2002). Diese momentane Besserung kann dann durch einen positiven Feedbackmechanismus eine Änderung der autonomen Funktion des Organs bewirken und im Sinne der operanten Konditionierung als viszerales Lernen fungieren (Miller 1969).

5 Herleitung der Hypothesen

Als Bestandteil von RCTs sind Placebos unabdinglich und zugleich kontrovers diskutiert. Die Größe der Placeboreaktion allein kann die Interpretation eines RCT beeinflussen. Ist der Placeboeffekt groß, erscheint der Effekt des Verums relativ klein (Kaptchuk et al. 2006). Das Placebo ist gewissermaßen eine wichtige Schnittstelle zwischen Forschung und Klinik. Eine detaillierte Kenntnis über die unterschiedlichen Aspekte des Placeboeffekts ist darum so unerlässlich.

Der Blutdruck ist eine essentielle Stellgröße für das kardiovaskuläre Risiko, welches, wie in 4.1 beschrieben, ein bedeutendes Public-health-Problem darstellt. Nicht zuletzt dadurch hat die Placeboforschung auch in diesem Bereich eine wichtige Bedeutung. Es existieren bereits einige Studien, die Placeboeffekte auf den Blutdruck nachweisen konnten (siehe 4.2). Allerdings fanden hier zum Teil keine kontinuierlichen BP-Messungen statt. Auch ist bisher nicht vollständig geklärt, welche Komponenten des Blutdrucks durch ein Placebo beeinflusst werden. Insgesamt ist die Studienlage zum Placeboeffekt auf den Blutdruck bisher als unzureichend einzuschätzen. Unter Berücksichtigung diverser Aspekte der Placeboforschung, sollte also der Versuch unternommen werden, den (wahren) Placeboeffekt auf den systemischen Blutdruck weiter zu durchleuchten und die bereits vorhandenen Ergebnisse zu komplementieren.

Es interessierte hier im Speziellen die Beinflussbarkeit des Blutdrucks und der damit in Verbindung stehenden Parameter durch eine Placebointervention. Es sollte hier die Möglichkeit, bei gesunden Probanden allein durch die an eine verbale Suggestion gekoppelte Placebogabe, den Blutdruck zu beeinflussen, geprüft werden. Zum anderen interessierte, ob diese

Blutdruckänderung durch eine Prestigeintervention verstärkt werden und ob das Placebo eine spezifische Wirkung auf das kardiovaskuläre System besitzen kann.

Es wurde bereits postuliert, dass die Wirkmechanismen des Placeboeffekts vielmehr in einer experimentellen Umgebung als im Rahmen klinischer Studie untersucht werden sollten, da diese so besser zutage treten können (Vase et al. 2002). Zusätzlich gehen mit klinischen Placebostudien gerade auch im Bereich der kardiovaskulären Medizin kritische ethische Aspekte einher (Olshansky 2007). Bewusst wurde dementsprechend auch hier ein experimentelles Setting mit gesunden Probanden gewählt, bei denen nicht von einem potentiellen Nutzen einer BP-Senkung oder auch -Steigerung ausgegangen werden kann. So kann von den Ergebnissen erwartet werden, dass von ihnen auf den wahren Placeboeffekt geschlossen werden kann.

Die Differenzierung zwischen dem Placebo-ähnlichen Effekt und dem (wahren) Placeboeffekt oder Kontexteffekt ist eher akademischer Natur. Dennoch ist es essentiell die Grundlagen des Placeboeffekts zu erforschen, um die Hintergründe verstehen und die Ergebnisse klinischer Studien in all ihren Aspekten begreifen zu können. Auf dem Gebiet der kardiovaskulären Medizin im Allgemeinen existieren diesbezüglich bisher sehr wenige Daten.

5.1 Hypothesen (HT)

1) Durch eine Placebointervention kann der systolische und mittlere Blutdruck (sBP, mBP) gesunder Versuchspersonen verändert werden.

2) Durch eine Placebointervention zur **a)** Steigerung des Blutdrucks (St) können der sBP und mBP gesunder Versuchspersonen gesteigert werden und **b)** Senkung (Se) des Blutdrucks können der sBP und mBP gesunder Versuchspersonen gesenkt werden und. Dieser Effekt tritt in der Kontrollgruppe (Placebogruppe, PlG) nicht auf.

3) Der Placeboeffekt (Steigerung bzw. Senkung des sBP und mBP) wirkt sich selektiv auf die Parameter des kardiovaskulären Systems aus: **a)** Blutdruck (BP), **b)** Herzfrequenz (HF), **c)** peripherer Gefäßwiderstand-Index (TPRI), **c)** Schlagvolumen-Index (SI) und **e)** Herzzeitvolumen (CI). Die Parameter anderer Organsysteme bleiben unbeeinflusst

I EINLEITUNG

4) Die Stärke des Placeboeffekts kann durch eine Prestigeintervention in **a)** der Gruppe mit einer den BP steigernden Placebointervention (StG) gesteigert werden und **b)** der Gruppe mit einer den BP senkenden Placebointervention (SeG) gesenkt. Dieser Effekt tritt in der Kontrollgruppe nicht auf.

TEIL II MATERIAL & METHODIK

1 Beschreibung der Studie

1.1 Konzept

In der im Folgenden beschriebenen Studie wurden insgesamt 96 gesunde Männern und Frauen untersucht. Ihnen wurde suggeriert, dass sie ein Medikament bekämen, welches entweder den Blutdruck senke oder steigere oder dass es sich dabei um ein wirkungsloses Präparat handele. Tatsächlich erhielten alle Teilnehmer ein wirkungsloses Placebospray ohne Etikett, das sonst in Aussehen und Geschmack (Menthol) dem Nitrolingual N-Spray® (G. Pohl-Boskamp GmbH & Co.) glich.

Um den Suggestionseffekt zu verstärken, wurde der Hälfte der Probanden eine Prestige-Intervention zuteil. Hier übernahm ein Arzt im weißen Kittel (mit Stethoskop um den Hals) Aufklärung über die Wirkungsrichtung des Sprays. Diejenigen, die keine Prestigeintervention erhielten, wurden in schriftlicher Form aufgeklärt. Das heißt, der Proband erhielt von dem Versuchsleiter unmittelbar vor Beginn der einstündigen Messung einen Umschlag, in der sich ein Zettel mit der Information über das zu applizierende Spray befand.
Durch die Prestigeintervention sollte geklärt werden, inwieweit der weiße Kittel als Einflussgröße des Placeboeffekts eine wirkungsverstärkende Rolle spielt.

Dementsprechend wurde in drei Suggestionsgruppen (Wirkrichtung des Placebosprays) beziehungsweise sechs Interventionsgruppen (Wirkrichtung, jeweils mit oder ohne Prestigeintervention) unterteilt. Der Suggestionsgruppe „BP-Senkung" (SeG) wurde das senkende Medikament Glyceroltrinitrat und der Gruppe „BP-Steigerung" (StG) das BP-steigernde *Etilefrin* suggeriert. Der Suggestionsgruppe „Kontrolle" (PlG) wurde ein Placebo suggeriert, welches den BP nicht beeinflusse.
Die Verteilung der Probanden in den Suggestions- und Interventionsgruppen und die zu testenden Hypothesen sind im Folgenden schematisch dargestellt (Abbildung 1)

II MATERIAL & METHODIK

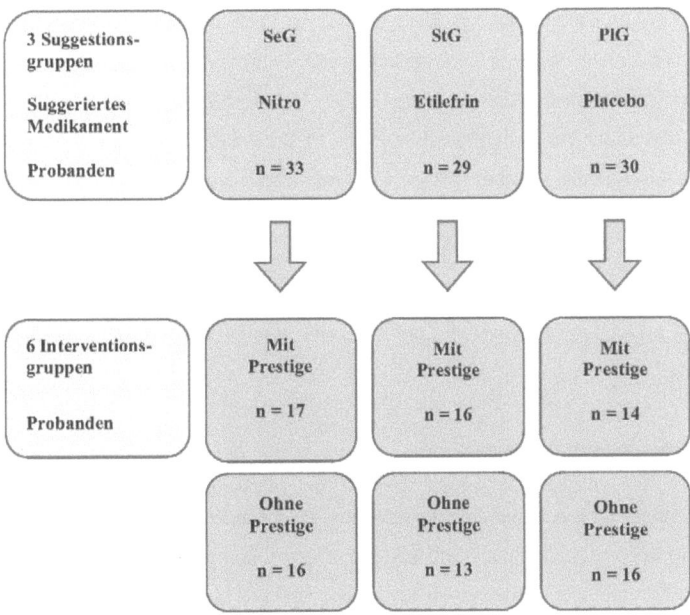

Abbildung 1: Suggestions- und Interventionsgruppen

Der Versuchsleiter war in Bezug auf die Suggestion verblindet, wusste aber, ob dem jeweiligen Probanden eine Prestigeintervention zuteil wurde oder nicht. Die Probanden wurden auf die 3 Suggestionsgruppen randomisiert, aufgrund von Artefakten waren 3 Datensätze nicht auswertbar. Ein weiterer Drop-out kam durch vorzeitigen Studienabbruch eines Probanden zustande.

1.2 Ein- und Ausschlusskriterien

In die Studie eingeschlossen wurden alle Männer und Frauen im Alter von 18 bis 35 Jahren, die sich zum Zeitpunkt der Untersuchung bei voller Gesundheit befanden und keine verschreibungspflichtigen Medikamente, bis auf orale Kontrazeptiva, einnahmen. Als Ausschlusskriterien galten: chronische oder akute Herz- u. Kreislauferkrankungen, Schilddrüsen, Lungen-, Magen-, Darmerkrankungen, Störungen des Stoffwechsels oder Unter- beziehungsweise Übergewicht (definierter Bereich des Body-Mass-Index: 17,5 - 30 kg

II MATERIAL & METHODIK

Körpergewicht/Größe in m2). Wurde mindestens eines der Kriterien bestätigt, führte dies zum Ausschluss des Probanden. Die Abklärung geschah im Vorfeld mündlich oder per Email. Am Tag der Untersuchung erfolgte anhand eines Fragebogens — in Anlehnung an Jankes Fragebogen zur Erfassung der Ausgangslage — eine Bestätigung über die oben genannten Kriterien und somit der endgültige Einschluss in die Studie sowie das Unterschreiben der Einverständniserklärung (Janke 1976). Für den Studientag selbst war gefordert, dass der Proband ab mindestens zwei Stunden vor der Untersuchung keine Nahrung, keine koffeinhaltigen Getränke (einschließlich grünen und schwarzen Tee), keinen Alkohol und keine Medikamente zu sich genommen hatte. Ein bis zwei Tage vor dem Studientermin wurden die Probanden telefonisch kontaktiert und abermals gebeten, die oben genannten Kriterien einzuhalten.

1.3 Rekrutierung der Probanden

Das Studienkonzept wurde der Ethikkommission des Campus Benjamin Franklin der Charité - Universitätsmedizin Berlin vorgestellt und ihre Durchführung bewilligt. Die Rekrutierung der Probanden erfolgte über Aushänge an Schwarzen Brettern in verschiedenen Einrichtungen der Charité und der Freien Universität zu Berlin sowie über Emailverteiler und Ankündigungen auf Studentenforen. Allen Interessenten wurde per Email oder als Ausdruck die vorherige Einsicht in die Probandeninformation und Einverständniserklärung ermöglicht.

1.4 Aufklärung/Vorabinformation

Wegen der Relevanz der Art und Weise, wie die Täuschung *(deception)* im Vorfeld vollzogen wurde, sind hier die betreffenden Ausschnitte der Einverständniserklärung wiedergegeben:

„Placebo-Effekte sind in pharmakologischen Studien an Patienten mit Bluthochdruck ein häufig zu beobachtendes Phänomen. Dies bedeutet, dass auch Patienten, die mit einem pharmakologisch wirkungslosen Präparat behandelt werden, häufig eine messbare Senkung des Blutdruckes zeigen. Die zugrunde liegenden physiologischen Mechanismen sind jedoch noch weitestgehend unerforscht. Durch ein besseres Verständnis dieser Mechanismen könnte über eine gezielte Nutzung des Placebo-Effektes die Wirkung von Medikamenten optimiert werden. Die nötige Arzneimitteldosis und somit auch die Nebenwirkungen medikamentöser Therapien könnten somit verringert werden.

II MATERIAL & METHODIK

In dieser Studie werden physiologische Effekte von Placebointerventionen zur Steigerung und Senkung des Blutdrucks im Vergleich zu „Verum", das heißt pharmakologisch wirksamen Arzneimitteln, untersucht. Hierbei sind für uns insbesondere Kennwerte des so genannten vegetativen Nervensystems von Interesse, welches unbewusste Körperfunktionen wie Blutdruck, Puls, Atmung oder Verdauung steuert.

Ablauf der Studie

Für die Studie werden Sie nach dem Zufallsprinzip einer von drei möglichen Interventionsgruppen zugewiesen, in denen Sie entweder ein Medikament zur Blutdrucksteigerung oder Blutdrucksenkung oder ein wirkungsloses Präparat (Placebo) erhalten. Die Dosierung des Medikaments wird dabei so niedrig gewählt, dass ein messbarer Effekt auf den Blutdruck, jedoch keine schwerwiegenden Nebenwirkungen zu erwarten sind.

1. *Teilnehmer der Gruppe 1 erhalten ein Medikament zur Senkung des Blutdruckes. Bei dem Medikament handelt es sich um Glyceroltrinitrat, welches in Form eines Sprays verabreicht wird. In seltenen Fällen kann es hierdurch vorübergehend zu Kopfschmerzen, Schwindel, stärkeren Blutdruckabfällen, Übelkeit und allergischen Reaktionen kommen.*

2. *Teilnehmer der Gruppe 2 erhalten ein Medikament zur Steigerung des Blutdruckes. Bei dem Medikament handelt es sich um Etilefrin, welches in Form eines Sprays verabreicht wird. In seltenen Fällen kann es hierdurch vorübergehend zu Herzklopfen, Kopfschmerzen, Schwindel, Muskelzittern, vermehrtem Schwitzen und stärkeren Blutdruckanstiegen kommen.*

3. *Teilnehmer der Gruppe 3 erhalten ein wirkungsloses Präparat in Form eines Sprays. Diese Intervention dient als Kontrollbedingung.*

Bezüglich Ihrer Sicherheit sei nochmals betont, dass die hier eingesetzten Medikamente seit langem routinemäßig verabreicht werden und in der bestehenden Dosierung keine schwerwiegenden oder dauerhaften Nebenwirkungen zu erwarten sind. Auch handelt es sich lediglich um kurzwirksame Medikamente."

Nach Durchführung der Studie wurden die Probanden über den wahren Sachverhalt (Placebogabe in jeder Gruppe) informiert.

II MATERIAL & METHODIK

1.5 Wirkung der suggerierten Medikamente

Gyceroltrinitrat senkt vor allem die Vorlast durch venöses Pooling sowie den totalen peripheren Gefäßwiderstand (TPR) und den BP. Reflektorisch kann es zu einem Anstieg der Herzfrequenz kommen. Häufige Nebenwirkungen sind Kopfschmerzen und BP-Abfall.

Etilefrin ist ein Sympathomimetikum, das bei essentieller Hypotonie zum Einsatz kommt und sowohl auf α-, also auch auf β-Rezeptoren wirkt. Durch Erhöhung des TPR und der Herzfrequenz kommt es zu einem BP-Anstieg. Zu den Nebenwirkungen gehören Unruhe, Schwindel, Sinustachykardie, Palpitationen und Magen-Darm-Beschwerden (Hengstmann et al. 1986).

1.6 Messung von kardiovaskulären und nicht-kardiovaskulären Parametern

Es wurde neben Blutdruck und Herzfrequenz, auch Schlagvolumen, Auswurfleistung, totaler peripherer Gefäßwiderstand und die Herzratenvariabilität gemessen. Als nicht-kardiovaskuläre, autonome Parameter, wurden die Hautleitfähigkeit, die Temperatur der Körperoberfläche, die Atemfrequenz und das Elektrogastrogramm bestimmt. Diese werden in 3.1 und 3.2 näher beschrieben.

1.7 Psychologische Fragebogendiagnostik

Zum Erfassung von bestimmten Persönlichkeitsmerkmalen, die etwa in Zusammenhang mit einer positiven oder auch ausbleibenden Placeboreaktion stehen könnten, wurde eine ausführliche psychologische Fragebogendiagnostik durchgeführt:
- das Spielberger State-Trait-Anxiety-Inventory (STAI) zur Erfassung der allgemeinen Ängstlichkeit (Angst als Eigenschaft oder *trait anxiety, ta*)
- das Balanced Inventory of Desirable Responding (BIDR) zur Erfassung der Selbsttäuschung (*self-deception, sd*) und der Fremdtäuschung (*impression management, im*)
- der Herzwahrnehmungs-Score (HRW) als Maß der Interozeption (*interoceptive awareness*)
- die Mehrdimensionale Körperliche Symptomliste (MKSL) zur Erfassung der körperlichen Befindlichkeit. (Hier waren die durch die Medikamente Etilefrin und Glyceroltrinitrat suggerierten Nebenwirkungen enthalten.)

1.7.1 Spielberger State-Trait-Anxiety-Inventory (STAI)

Das weit verbreitete, standardisierte Spielberger State-Trait-Anxiety-Inventory (STAI) ist ein Fragebogen-Verfahren zur Bestimmung der allgemeinen, habituellen Ängstlichkeit (*trait anxiety*, Angst als Eigenschaft) und der aktuellen, situativen Angst (*state anxiety*, Angst als Zustand) (Spielberger et al. 1970). *State* und *trait anxiety* können auch unabhängig von einander getestet werden. In diesem Projekt wurde der aus 20 Items (Itemnummer 21 bis 40, davon 13 positiv und sieben negativ/invers gepolte: 21, 26, 27, 30, 33, 36, 39) bestehende *trait anxiety*-Fragebogen (siehe unten) in der validierten deutschen Fassung verwendet (Laux et al. 1981).. Die Antwortmöglichkeiten sind vierstufig gegliedert: fast nie (1), manchmal (2), oft (3), fast immer (4). Bei der Auswertung wurde die inverse Polung den sieben negativen Items berücksichtigt. Die *trait*-Angstskala deckt sowohl die normale, als auch die neurotische Angst. Vor allem die neurotische Angst kennzeichnet relativ stabile interindividuelle Differenzen, Situationen als bedrohlich zu werten und dem entsprechend häufig mit einer Erhöhung der Zustandsangst zu reagieren (Spielberger et al. 1970, Laux et al. 1981). Für die *trait*-Skala sind schwache bis mittlere Korrelationen mit Maßen sozialer Erwünschtheit beschrieben (Laux et al. 1981).

	Trait anxiety
21.	Ich bin vergnügt.
22.	Ich werde schnell müde.
23.	Mir ist zum Weinen zumute.
24.	Ich glaube, mir geht es schlechter als anderen Leuten.
25.	Ich verpasse günstige Gelegenheiten, weil ich mich nicht schnell genug entscheiden kann
26.	Ich fühle mich ausgeruht.
27.	Ich bin ruhig und gelassen.
28.	Ich glaube, dass mir meine Schwierigkeiten über den Kopf wachsen.
29.	Ich mache mir zu viel Gedanken über unwichtige Dinge.
30.	Ich bin glücklich.
31.	Ich neige dazu, alles schwer zu nehmen.
32.	Mir fehlt es an Selbstvertrauen.
33.	Ich fühle mich geborgen.
34.	Ich mache mir Sorgen über mögliches Missgeschick.
35.	Ich fühle mich niedergeschlagen.
36.	Ich bin unzufrieden.
37.	Unwichtige Gedanken gehen mir durch den Kopf und bedrücken mich.
38.	Enttäuschungen nehme ich so schwer, dass ich sie nicht vergessen kann.
39.	Ich bin ausgeglichen.
40.	Ich werde nervös und unruhig, wenn ich an meine derzeitigen Angelegenheiten denke.

Tabelle 1: Spielberger State-Trait-Anxiety-Inventory (*trait anxiety*)

1.7.2 Balanced Inventory of Desirable Responding (BIDR)

Zur Erfassung der beiden Faktoren des sozial erwünschten Antwortverhaltens, Selbsttäuschung (*self-deception, sd*) und Fremdtäuschung (*impression management, im*), wurde mit dem validierten BIDR (Paulhus 1998), der ebenfalls auf Deutsch erhältlich ist, gearbeitet (siehe Tabelle 2).

Die Selbsttäuschungsskala misst eine Tendenz im Antwortverhalten, in der es um den Schutz des Selbstwertgefühls und des Selbstbildes geht. Hohe Werte korrelieren dabei mit einem hohen Selbstwertgefühl im Sinne eines adäquat angepassten, psychisch gesunden Individuums und einem geringen Maß an Neurotizismus. Die Fremdtäuschung bezeichnet eine bewusste Verfälschung einer Antwort mit dem Ziel dem Fragesteller ein möglichst positives Bild zu vermitteln. Die Fremdtäuschungsskala ist besonders empfänglich für situative Anregungen des Selbstdarstellungsmotivs, sie korreliert stark mit traditionellen Lügenskalen und reagiert sensibler auf Simulationsinstruktionen (Musch et al. 2002).

	Selbsttäuschung
1.	Der erste Eindruck, den ich von anderen Menschen gewinne, bewahrheitet sich meistens
2.	Ich bin nicht immer mir selber gegenüber ganz ehrlich gewesen. x
3.	Ich weiß immer, warum ich etwas mag.
4.	Es fällt mir schwer, einen beunruhigenden Gedanken beiseite zu drängen. x
5.	Manchmal verpasse ich etwas, weil ich mich einfach nicht schnell genug entscheiden kann. x
6.	Ich bin ein vollkommen rational denkender Mensch.
7.	Ich kann Kritik selten vertragen. x
8.	Ich bin mir meiner Urteile sehr sicher.
9.	An meinen Fähigkeiten als Liebhaber habe ich schon gelegentlich gezweifelt. x
10.	Ich weiß nicht immer die Gründe für meine Handlungen. x
	Fremdtäuschung
11.	Manchmal lüge ich, wenn ich muß.
12.	Es ist schon einmal vorgekommen, dass ich jemanden ausgenutzt habe.
13.	Ich fluche niemals. x
14.	Manchmal zahle ich es lieber anderen heim, als dass ich vergebe und vergesse.
15.	Ich habe schon einmal zu viel Wechselgeld herausbekommen, ohne es der Verkäuferin zu sagen.
16.	Ich gebe grundsätzlich alles an, was ich zu verzollen habe.
17	Manchmal fahre ich schneller, als es erlaubt ist.
18.	Ich habe Dinge getan, von denen ich anderen nichts erzähle.
19.	Ich nehme niemals Dinge an mich, die mir nicht gehören. x
20.	Ich bin schon einmal wegen einer angeblichen Krankheit nicht.

Tabelle 2: Deutsche Version des Balanced Inventory of Desirable Responding (BIDR)

Die beiden Skalen enthielten jeweils 10 Antworten, die mit „völlige Ablehnung" = 1 bis „völlige Zustimmung" = 7 beantwortet werden konnten. Pro Skala konnten dementsprechend maximal 70 und minimal 10 Punkte erreicht werden. Die mit (x) versehenen Antworten markieren die invers gepolten Items.

1.7.3 Der Herzwahrnehmungs-Score (HRW)

Das Hirn erhält als Feedback ständig Informationen über die Aktivität der viszeralen Organe. Die Fähigkeit, eine viszerale Veränderung wahrzunehmen (Interozeption) beeinflusst die Größe der subjektiven affektiven Erfahrungen (Critchley et al. 2004). Die HRW ist ein Maß für diese interozeptive Fähigkeit, also der Sensibilität gegenüber viszeraler Prozesse. Allerdings variieren die interozeptiven Fähigkeiten interindividuell erheblich (Jones 1994). Während interozeptiver Prozesse und einer damit einhergehender kardiovaskulären Aktivierung sind verschieden Hirnstrukturen aktiv (Critchley 2004, Pollatos 2007).

Die Herzwahrnehmung wurde also zur Einschätzung der interozeptiven Fähigkeit mit bestimmt; der Score wurde in Anlehnung an Schandry wie folgt berechnet (siehe auch 2.2.1 Post-Messphase) (Schandry 1981):

$1/3 \Sigma (1 - (|\text{gemessene QRS-Komplexe} - \text{gezählte Herzschläge}|) / \text{gemessene QRS-Komplexe})$

1.7.4 Mehrdimensionale Körperliche Symptomliste (MKSL)

Zur Erfassung der körperlichen Befindlichkeit wurde die Mehrdimensionale Körperliche Symptomliste (MKSL) verteilt (Erdmann und Janke 1984). Der Fragebogen enthält 20 Items, die sich den Bereichen Beschwerden, Erregung und Entspannung zuordnen lassen und bezieht sich auf die aktuellen Symptome. Das Antwortschema beinhaltet sieben Möglichkeiten: "überhaupt nicht"(0), "sehr schwach"(1), "schwach"(2), "etwas"(3), "ziemlich"(4), "stark"(5) oder "sehr stark"(6). Maximal konnten also 120, minimal 6 Punkte erreicht werden (siehe Tabelle 3).

1.7.5 Fragebogen zur Erfassung der Ausgangslage

Dieser Fragebogen (in Anlehnung an Jahnke 1976), enthielt verschiedene Items zur Klärung der Ausgangssituation und Überprüfung der Einschlusskriterien: Allgemeinzustand, Art und Menge der letzten Mahlzeit, Qualität und Dauer des Schlafs, Koffein- und Nikotinkonsum sowie Raumtemperatur und Luftfeuchtigkeit.

II MATERIAL & METHODIK

Subskala	Item #	Item
Körperliche Erregung (adrenerg)	5	Händezittern
	8	Kältegefühl (Gefühl des Frierens und Fröstelns)
	18	Gefühl, dass einige Körperteile schlecht durchblutet sind
	20	Gefühl, dass die Muskeln angespannt oder verkrampft sind
Körperliche Erregung (cholinerg)	2	Schwierigkeiten beim Schlucken
	4	Mundtrockenheit
	9	Gefühl körperlicher Schwäche oder körperlicher Erschöpfung
	12	Eigenartiges Gefühl im Magen
	17	Hitzegefühl
	21	Juckreiz
Entspannung	3	Ruhiger oder gleichmäßiger Puls
	7	Gefühl, dass die Muskeln entspannt und gelöst sind
	10	Gefühl, dass Körperteile und haut gut durchblutet sind
	13	Körperliches Wohlbefinden
	14	Gefühl ruhiger und gleichmäßiger Atmung
	16	Gefühl, dass die Hände ruhig sind
Beschwerden	1	Nacken-, Schulter-, Rücken- oder Gelenkschmerzen
	6	Kopfdruck oder Kopfschmerzen
	11	Schwindelgefühl
	15	Herzklopfen
	19	Gefühl, Schwierigkeiten beim Atmen zu haben

Tabelle 3: Mehrdimensionale Körperliche Symptomliste (MKSL)

2 Versuchsaufbau und -ablauf

Die Studie wurde im psychophysiologischen Labor der Klinik für Psychosomatik und Psychotherapie des Campus Benjamin Franklin durchgeführt. Für die Vergleichbarkeit und um dem circadianen Biorhythmus gerecht zu werden, fanden alle Messungen zwischen 8 und 12 Uhr statt. Der Zeitrahmen für jede Messung belief sich auf maximal zwei Stunden. Zur Verfügung standen ein Untersuchungsraum, in dem der Proband die gesamte Untersuchung verbrachte und ein Kontrollraum, von dem aus der Proband während der Messperiode überwacht und die Daten aufgezeichnet wurden. Jeder Messtag begann mit der Vorbereitung von Untersuchungs- und Kontrollraum.

2.1 Ablaufplan

Im folgenden Abschnitt wird der Versuchsablauf chronologisch erläutert (siehe dazu Abbildung 2).

2.1.1 Vorbereitung

1. Jede Untersuchung begann mit der Begrüßung des Probanden.
2. Das Vorliegen der Einverständniserklärung wurde überprüft.
3. Gewicht, Größe und Alter des Probanden, sowie Luftfeuchtigkeit und Temperatur wurden ermittelt und auf dem Protokollbogen dokumentiert.
4. Der Fragebogen zur Erfassung der Ausgangslage wurde ausgefüllt.
5. Es erfolgt die Aufklärung über den Versuchsablauf, der in diesem Abschnitt beschrieben ist:
   - Verkabelung des Probanden: Zunächst wurden sämtliche Elektroden platziert, dann die Kabel angeschlossen. Acht Impedanzelektroden: jeweils links und rechts wurden zwei Elektroden untereinander im Abstand von 5 cm lateral am Hals in der ebene des M. sternocleidomastoideus und an der Flanke, auf einer Linie mit der Spina iliaca anterior und auf der Höhe kurz oberhalb des Bauchnabels befestigt. Die Referenzelektrode wurde mit der Referenzelektrode des Elektrogastrogramms (EGG) verbunden und am linken Oberarm platziert. Drei EGG Elektroden: eine Elektrode oberhalb des Bauchnabels, eine weitere Elektrode links davon unterhalb des linken Rippenbogens in ca. 5 cm Abstand dazu. Vier EKG Elektroden: zwei Elektroden substernal links und rechts lateral, zwei Elektroden kostal lateral in Höhe des Bauchnabels. Zwei SCL-Elektroden: linke Hand, proximale Ossa metacarpi der Phalanx 1 und 6.
   - Es folgte das Anlegen des Atemgurts und das Ankleben des Thermometers, Größenbestimmung (drei verschiedene Größen) und Anlegen sowohl der FinaPress-Fingermanschette am linken Zeige- und Mittelfinger als auch der Blutdruckmanschette am rechten Arm.

2.1.2 Prä-Messphase

Die Probanden erhielten den *trait anxiety*-Fragebogen des STAI. Im Anschluss wurde den Interventionsgruppen ohne Prestigeintervention das Spray zusammen mit dem die Instruktion enthaltenden Umschlag bereitgestellt (siehe unten). Es erfolgte die Instruktion durch den Versuchsleiter, wie das Spray nach der ersten Messphase mit zwei Hüben sublingual zu

II MATERIAL & METHODIK

applizieren sei. Während den Probanden der Interventionsgruppen mit Prestigeintervention mitgeteilt wurde, dass der leitende Arzt der Studie die Aufklärung über das zu applizierende Medikament persönlich vornehme würde. In diesem Falle betrat der Arzt, nachdem der Proband den STAI ausgefüllt hatte, den Untersuchungsraum und instruierte den Probanden gemäß der vorgesehenen Intervention. Die Probanden wurden angehalten, sich während der einstündigen Messphase nicht zu bewegen und so ruhig wie möglich auf dem Sessel zu sitzen. Um eine korrekte Bestimmung von Blutdruck und Impedanz zu ermöglichen, sollte vor allem darauf geachtet werden, dass der Kopf gerade gehalten und der rechte Arm, an dem sich die Blutdruckmanschette befand, nicht bewegt würde.

Suggestion für die BP-Steigerungsgruppe:

Sehr geehrte Probandin, sehr geehrter Proband, wie Sie vielleicht wissen, besteht das Herz zu einem Großteil aus Muskeln. Diese Muskeln pumpen mit jedem Herzschlag das Blut durch die Blutgefäße des Körpers. Je nachdem, wie stark die Herzmuskeln pumpen, wird das Blut mit mehr oder weniger Druck durch den Körper gepumpt. Dieser Druck wird auch Blutdruck genannt. Er ist ebenfalls von der Weite Ihrer Blutgefäße abhängig. Das Spray, das Sie einnehmen werden, enthält den Wirkstoff „Etilefrin". Dieser wirkt gezielt auf die Blutgefäße und führt dort zu einer Verengung, wodurch es zu einem Blutdruckanstieg kommt. Die Wirkung tritt sehr schnell ein und wird bereits nach wenigen Minuten spürbar. Vorübergehend kann es zu Herzklopfen, Kopfschmerzen, Schwindel, Muskelzittern und vermehrtem Schwitzen kommen. Die Wirkung wird nach 15-20 Minuten am stärksten sein. Danach lässt die Wirkung allmählich nach und ist nach 30 bis 40 Minuten verschwunden.

Suggestion für die BP-Senkungsgruppe:

Sie wurden der Gruppe „Blutdrucksenkende Intervention" zugelost. Wie Sie vielleicht wissen, besteht das Herz zu einem Großteil aus Muskeln. Diese Muskeln pumpen mit jedem Herzschlag das Blut durch die Blutgefäße des Körpers. Je nachdem, wie stark die Herzmuskeln pumpen, wird das Blut mit mehr oder weniger Druck durch den Körper gepumpt. Dieser Druck wird auch Blutdruck genannt. Er ist ebenfalls von der Weite Ihrer Blutgefässe abhängig. Das Spray, das Sie einnehmen werden, enthält den Wirkstoff „Glyceroltrinitrat". Dieser wirkt gezielt auf die Blutgefäße und führt dort zu einer Erweiterung, wodurch es zu einem Blutdruckabfall kommt. Die Wirkung tritt sehr schnell ein und wird bereits nach wenigen Minuten spürbar. Vorübergehend kann es zu Herzklopfen, Kopfschmerzen, Schwindel und

Übelkeit kommen. Die Wirkung wird nach 15-20 Minuten am stärksten sein. Danach lässt die Wirkung allmählich nach und ist nach 30 bis 40 Minuten verschwunden.

Suggestion für die Kontrollgruppe:

Sehr geehrte Probandin, sehr geehrter Proband, Sie wurden der Kontrollgruppe zugelost. Wie Sie vielleicht wissen, besteht das Herz zu einem Großteil aus Muskeln. Diese Muskeln pumpen mit jedem Herzschlag das Blut durch die Blutgefäße des Körpers. Je nachdem, wie stark die Herzmuskeln pumpen, wird das Blut mit mehr oder weniger Druck durch den Körper gepumpt. Dieser Druck wird auch Blutdruck genannt. Er ist ebenfalls von der Weite Ihrer Blutgefäße abhängig. Das Medikament, welches während des Versuches verabreicht wird, hat keinerlei Wirkung auf das Herz-Kreislauf-System. Wir benützen es nur als Kontrolle, um zu sehen, welchen Effekt das bloße Verabreichen eines Sprays auf den Blutdruck hat. Sie werden gar keine Veränderungen spüren.

2.1.3 Baseline-Messphase, Intervention, postinterventionelle Messphase

Während der ersten Messphase wurden sämtliche physiologische Parameter (siehe Tabellen 4 und 5) in Ruhe als Baseline bestimmt. Diese Phase dauerte 30 Minuten. Die Messung wurde kurz unterbrochen und der Proband angewiesen, das Placebospray zu applizieren (Intervention). Sobald der Proband wieder seine Ausgangsposition eingenommen hatte, erfolgte die zweite Messphase mit einer Länge von ebenfalls 30 Minuten. Mit den Probanden wurde per Sprechanlage kommuniziert. Der Untersuchungsraum wurde während der Messphase vom Versuchsleiter nur in Notfällen, wie etwa bei Deplatzierung der Elektroden, betreten.

2.1.4 Abschlussphase

Unmittelbar im Anschluss an die postinterventionelle Messphase wurde die Herzwahrnehmung getestet. Die Probanden bekamen drei unterschiedliche Zeiteinheiten (25, 35 und 45 Sekunden) genannt, in denen sie ihren Herzschlag so gut wie möglich wahrnehmen und zählen sollten. Die während dieser Zeiteinheiten subjektiv wahrgenommenen Herzschläge wurden mit den realen Herzschlägen per EKG abgeglichen und es wurde daraus der Herzwahrnehmungs-Score berechnet. Die Probanden wurden nun befragt, wie groß sie den Effekt des Sprays auf den Blutdruck vor Beginn der Untersuchung eingeschätzt (antizipierter Effekt) und wie sie den Effekt postum empfunden hatten (subjektiver Effekt). Dafür stand eine *Visual Analogue Scale* (VAS) von 0 bis 100 mm, wie sie für das Assessment von Schmerzen üblich, ist zur Verfügung

II MATERIAL & METHODIK

(0 entsprach keinem, 100 mm einem maximalen Effekt). Des Weiteren mussten der MKSL für die subjektiven physiologischen Reaktionen während der Untersuchung (1.7.4), sowie die deutsche Version des BIDR ausgefüllt werden (1.7.2).

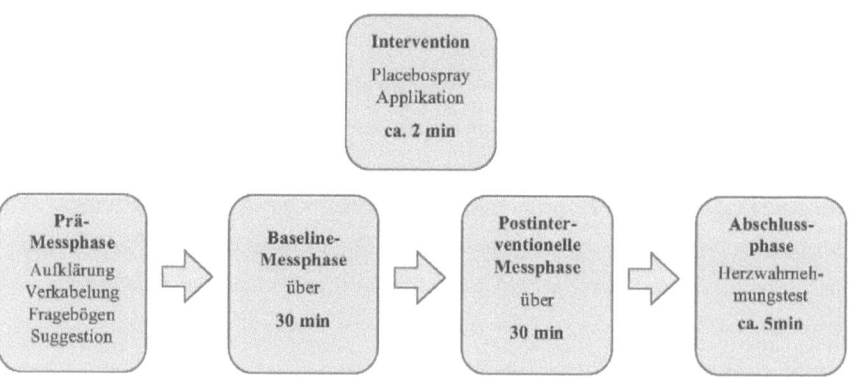

Abbildung 2: Versuchsablauf

3 Gemessene Parameter und Geräte

Der Task Force-Monitor® der Firma CNSystems (Graz, Österreich) wurde für die Messung der in Tabelle 5 aufgelisteten Parameter verwendet (Fortin et al. 2001, 2006; Gratze et al. 1998). Sämtliche kardiovaskuläre und autonome Parameter (siehe Tabellen 4 und 5) wurden kontinuierlich gemessen und waren während des Versuchs einsehbar.

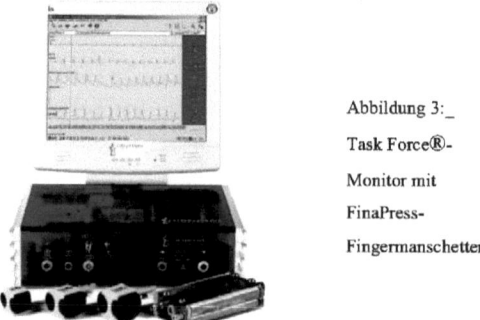

Abbildung 3:_
Task Force®-
Monitor mit
FinaPress-
Fingermanschetten

3.1 Hämodynamische Parameter

3.1.1 Oszillometrische und kontinuierliche Blutdruckmessung

Die Messung des Blutdrucks geschah über eine kontinuierliche nicht invasive *beat-to-beat*-Blutdruckmessung per FinaPres™ (Finapres Medical Systems B.V., Amsterdam, Niederlande) wechselseitig an zwei Fingern. Diese Methode funktioniert über einen Infrarot-Photopletysmographen in der sogenannten *vascular unloading technique* (Yamakoshi et al. 1983, Parati et al. 2003). Der systolische *(sBP = max (p(t)))*, diastolische *(dBP = min (p(t)))* und mittlere Blutdruck $mBP = \frac{1}{t_{sBPi+1} - t_{sBPi}} \int_{sBPi}^{sBPi+1} (p(t)dt)$ und *pulse pressure* (sBP - dBP) wurden aus der Druckkurve des kontinuierlichen Blutdrucks abgeleitet. Da der BP in diesen kleinen Arterien nicht repräsentativ für den systemischen BP ist, wurden die kontinuierlichen BP-Werte stets automatisch durch den oszillometrische BP, gemessen am kontralateralen Arm, alle 5 min, korrigiert (Fortin et al. 2001).

3.1.2 Impedanzkardiographie

Es wurden neben den BP-Werten auch physiologische Faktoren, die diesen beeinflussen, ermittelt: Herzfrequenz (HF), über die nicht-invasive Impedanzkardiographie (IKG) der totaler peripherer Gefäßwiderstand (TPR) und das Schlagvolumen (SV). Über das Schlagvolumen ließ sich wiederum die Auswurfleistung (CO) berechnen. Zusätzlich wurden Schlagvolumen-Index *(SI = SV/KOF,* Auswurfleitung-Index *(CI = (SV x HR) / KOF)*[1] sowie der totale periphere Gefäßwiderstand-Index *(TPRI = (mBP - CVP)/ CI x 80)* [2] bestimmt.

3.1.3 Herzratenvariabilität (HRV)

Auch der Zusammenhang zwischen dem autonomen Nervensystem und der kardiovaskulären Mortalität hat in den letzten Jahrzehnten an Bedeutung gewonnen. Die Herzfrequenzvariabilität (HRV) ist ein Maß des Aktivierungsniveaus des autonomen Nervensystems. Aus der Oszillation der RR-Abstände können Rückschlüsse auf die autonome kardiale Modulation gezogen werden (Task Force 1996, Buxton et al. 2006).

Das Niederfrequenz (LF)-Band repräsentiert vor allem die Aktivität des sympathischen, aber

---

[1] KOF = Körperoberfläche
[2] CVP, zentraler Venendruck = 3 mmHg

II MATERIAL & METHODIK

auch des parasympathischen Nervensystems. Das Hochfrequenz (HF)-Band drückt den vagalen Tonus aus und der LF/HF-Quotient repräsentiert das Gleichgewicht zwischen parasympathischer und sympathischer Aktivierung (Task Force 1996).

Als Maß für die kardiale Reaktion auf physische und psychische Belastungen stellt sie einen guten Prädiktor für die kardiovaskuläre Mortalität bei Patienten mit KHK dar und kann somit als Bestandteil der Beurteilung des individuellen Mortalitätsrisikos fungieren. Eine niedrige HRV spiegelt eine übersteigert sympathische und/oder inadäquate parasympathische Modulation der HR wider (Nolan et al. 2008, Kleiger et al. 2005). Bei Hypertonie-Patienten ist die HRV im Allgemeinen vermindert, hier scheint eine autonome Dysregulation schon in frühen Stadien der Hypertonie vorhanden zu sein (Singh et al. 1998).

Aber auch beispielsweise bei Angst- und Panikstörungen kommt es zu einer Minderung der HRV (Miu et al. 2009, Gorman und Sloan 2000), wobei ein niedriges HF-Band mit einem hohen *trait anxiety*-Wert assoziiert ist (Miu et al. 2009). HR und HRV werden stark durch Faktoren wie körperliches Training, Konditionierung, BMI, Nikotinkonsum und Koffein beeinflusst. Doch auch unabhängig von diesen Faktoren sind hohe Ruhefrequenz und niedrige HRV unmittelbare Risikofaktoren für die kardiovaskuläre Mortalität. Allerdings ist noch immer nicht klar, welche Mechanismen für das erhöhte kardiovaskuläre Risiko bei verminderter HRV verantwortlich sind (Taylor 2010).

Hämodynamische Parameter	Messinstrument/Berechnung
Blutdruck	TaskForceMonitor®
Oszillometrisch (oscBP)	Blutdruckmanschette Oberarm
Kontinuierlich (contBP)	FinaPres™ (Beat-to-beat)
Elektrokardiographe (EKG)	2-Kanal-EKG
Herzfrequenz (HR)	
Herzratenvariabilität (HRV)	
Impedanzkardiographie (IKG)	
Schlagvolumen-Index (SI)	
Totaler pripherer Widerstand-Index (TPRI)	
Herzminutenvolumen-Index (CI)	

Tabelle 4: Gemessene hämodynamische Parameter und Gerätspezifizierung

Die Messung der HRV zur Bestimmung der Aktivität des autonomen Nervensystems geschah hier über die Spektralanalyse, eine Frequenzdichteanalyse des RR-Intervalls, wobei das LF-Band durch den Bereich von 0.04 bis 0.15 Hz und das HF-Band durch den Bereich von 0.15 bis 0.4 Hz repräsentiert wird.

3.2 Autonome Parameter

Zusätzlich interessierte die Aktivierung des autonomen Nervensystems unabhängig von den kardiovaskulären Parametern. So wurden Hautleitfähigkeit (SCL), Atemfrequenz (Resp), Temperatur der Körperoberfläche (Temp) und die Magenaktivität (EGG) als Referenz-Indikatoren für Veränderungen in der parasympathischen (vagalen) und sympathischen Aktivierung bestimmt. Eine Verminderung der Hautleitfähigkeit (als Maß der elektrodermalen Aktivität), der Temperatur und der Atemfrequenz deuten dabei auf eine parasympathische Aktivierung hin, eine Erhöhung hingegen auf eine sympathische Aktivierung. Mittels der Änderung der Magenaktivität (Periodendauer des Elektrogastrogramms) kann eine Aussage über die Art der autonomen Aktivierung des Magens getroffen werden (Quaas et al. 2006). Die SCL, Resp, Temp und das EGG wurden über den Nexus-10 (Mind Media B., Roermond-Herten, Niederlande) gemessen und mit der BioTrace® Software ausgewertet.

3.2.1 Hautleitfähigkeit (SCL)

Die SCL wurde über zwei, mit dem Sensor (NX-GSR1A) verbundenen, Elektroden (thenar und hypothenar) an der linken Handfläche abgeleitet. Zur Verbesserung der Leitfähigkeit wurde eine isotonische Elektrodenpaste verwendet, deren Zusammensetzung der Elektrolytkonzentration des menschlichen Schweißes entspricht und damit die gleiche elektrische Leitfähigkeit wie dieser besitzt. Eine Änderung der Aktivität der Schweißdrüsen kann so bis zu 0,001 micro-mho in einem Bereich von 0,1 bis 1000 micro-mho detektiert werden.

3.2.2 Atemfrequenz (Resp)

Für Messung der Atemfrequenz wurde ein elastischer Gurt mit einem sich darin befindlichen Sensor (NX-RSP1A) um den Thorax gelegt. Über die relative Expansion des Thorax bei Inspiration und Exspiration konnte so die Atemfrequenz eruiert werden.

II MATERIAL & METHODIK

3.2.3 Hauttemperatur (Temp)

Die Hauttemperatur wurde über einen Temperatursensor (NX-TMP1A) bestimmt. Dieser kann Veränderungen bis zu 1/1000 °F in dem Bereich 50 bis 104 °F detektieren.

3.2.4 Elektrogastrogramm (EGG)

Das EGG wurde durch den Nexus-10 erfasst und die Rohdaten mit der Matlab Software (Mathworks Inc.) ausgewertet.

Autonome Parameter	Messinstrument
Hautleitfähigkeit (SCL)	
Atemfrequenz (Resp)	Nexus-10, BioTrace® Software
Temperatur der Körperoberfläche (Temp)	
Elektrogastrogramm (EGG)	

Tabelle 5: Gemessene autonome Parameter und Gerätespezifizierung

3.3 Elektroden

Es wurde ausschließlich mit Ag/AgCl-Spotelektroden gearbeitet. Dies galt auch für die Impedanz. Die verwendeten Spot-Elektroden unter Zuhilfenahme eines Adapters sind hier als gleichwertig mit dem vom Hersteller empfohlenen, aber wesentlich teureren TFM-Elektroden zu werten, zumal die Platzierung der Elektroden während des gesamten Messzeitraumes nicht verändert wurde und es nicht um eine Reproduzierbarkeit der Ergebnisse, sondern um die Feststellung einer Änderung der Werte während eines einzigen Termins ging (Fortin et al. 2001).

4 Statistische Analyse

Nach Artefaktanalyse wurden die Daten vom Task Force Monitor® als Exeltabellen und von dort in die SPSS Software Version 13 importiert und auf Übertragungsfehler kontrolliert. Die Daten der Biotrace Software wurden per Hand direkt in die SPSS-Tabelle eingetragen und ebenso auf Übertragungsfehler kontrolliert.
Die statistische Auswertung der Ergebnisse erfolgte mit der SPSS Software Version 18 (SPSS Inc., Chicago, USA). Die Ergebnisse wurden mittels explorativer Datenanalyse auf Plausibilität überprüft sowie Mittelwerte und Standardabweichung bestimmt. Das Signifikanzniveau wurde

auf p ≤ 0,05 festgelegt. Sämtliche Parameter wurden mit Hilfe des Kolmogorow-Smirnow-Test auf Normalverteilung hin überprüft. Alle Blutdruckparameter sowie Hauttemperatur, Hautleitfähigkeit, Atemfrequenz und die Ergebnisse der psychologischen Fragebögen waren normalverteilt. Die Werte der Herzratenvariabilitäten und Hautleitfähigkeit, waren nicht normal verteilt und wurden vor der Testung logarithmiert, um Normalverteilung zu erreichen.

Die Gruppenunterschiede in den binominalen soziodemographischen Daten wurden für Geschlecht, Beruf und Rauchstatus über den Fisher's exakt-Test ermittelt. Das Alter war nicht normalverteilt. Die Gruppenunterschiede wurden mittels Kruskal-Wallis-Test berechnet.

Für den Vergleich normalverteilter Parameter zwischen den einzelnen Gruppen (Suggestions- und Interventionsgruppen) wurde eine Varianzanalyse (ungepaarter *one-way* ANOVA mit post-hoc-Testung und Bonferroni-Korrektur), auch mit Geschlechtsadjustierung durchgeführt. Für den Vergleich der BP-, hämodynamischen und autonomen Parameter innerhalb der einzelnen Gruppen (vor und nach der Intervention) wurden t-Tests für verbundene Stichproben angewandt. Für den nicht normalverteilten antizipierten und subjektiven Effekt wurde mit dem Mann-Whitney-U-Tests beziehungsweise Wilcoxon-Test gerechnet. Bei der explorativen Datenanalyse wurde eine Korrelationsanalyse durchgeführt und der Pearson's Korellationskoeffizient bestimmt.

TEIL III ERGEBNISSE

1 Soziodemographische Daten

Insgesamt werden die Parameter von 92 Probanden analysiert, 33 davon in der SeG, 29 in der StG und 30 in der Kontrollgruppe.

Einen Überblick über die Verteilung der soziodemographischen Faktoren Geschlecht, Beruf und Nikotinkonsum (definiert als ≥ 5 Zigaretten pro Woche), Alter und BMI in Bezug auf die einzelnen Suggestionsgruppen gibt Tabelle 1. Insgesamt waren die Probanden vornehmlich weiblich (n = 54; 58,7 %), Mediziner (n = 51; 55,4 %) und Nichtraucher (n = 72; 78,3 %) mit einem Durchschnittsalter von 24,3 ± 3,9 Jahren und einem BMI von 22,2 ± 2,7 kg KG/m².

			Suggestionsgruppen			
		Σ	SeG	StG	PlG	p
Geschlecht (%)	Männlich	41,3 n = 38	30,3 n = 10	58,6 n = 17	36,7 n = 11	0,064
	Weiblich	58,7 n = 54	69,7 n = 23	41,4 n = 12	63,3 n = 19	
Beruf (%)	Mediziner	55,4 n = 51	48,5 n = 16	65,5 n = 19	53,3 n = 16	0,388
	Sonstige	44,6 n = 41	51,5 n = 17	34,5 n = 10	46,7 n = 14	
Raucher (%)	Ja	21,7 n = 20	15,2 n = 5	20,7 n = 6	30,0 n = 9	0,356
	Nein	78,3 n = 72	84,8 n = 28	79,3 n = 23	70,0 n = 21	
Alter (Jahre)	MW ± SA	24,3 ± 3,9	24,0 ± 3,0	24,6 ± 3,6	24,1 ± 5,2	0,635
BMI (kg/m²)	MW ± SA	22,2 ± 2,7	22,4 ± 2,9	22,7 ± 2,9	21,5 ± 2,1	0,316

Tabelle 1: Soziodemographische Daten der Suggestionsgruppen (n=92) — Verteilung und Mittelwerte (MW) ± Standardabweichung (SA)

In der StG waren mehr Männer (n = 17; 58,6 %) vertreten als in der SeG (n = 10; 30,3%) und in der PlG (n = 11; 36,7%), der Unterschied war allerdings nicht signifikant (p = 0,064). Auch hinsichtlich der anderen soziodemographischen Daten, Beruf (p = 0,388), Rauchstatus (p =

0,356), Alter (p = 0,635) und BMI (p = 0,316) ergaben sich keine signifikanten Gruppenunterschiede.

Die einzelnen Interventionsgruppen unterschieden sich nicht signifikant hinsichtlich der soziodemographischen Daten.

2 Erwartung

2.1 Suggestionsgruppen

Im Gegensatz zur Kontrollgruppe (13,4 ± 20,4 mm) hatten die StG (52,5 ± 17,7 mm; p = 0,042) und SeG (49,2 ± 20,1 mm; p < 0,001) vor der Intervention eine signifikant höhere Erwartungshaltung in Bezug auf die Effektivität des Placebosprays (siehe Tabelle 2). Auch der subjektiv empfundene Effekt war in der StG (18,6 ± 16,8 mm; p < 0,001) und SeG (24,0 ± 22,0 mm; p = 0,003) signifikant höher im Vergleich zur PlG (11,0 ± 15,5 mm).

Erwartungshaltung in mm auf der VAS	Suggestionsgruppen			p-Werte		
	SeG	StG	PlG	SeG vs. PlG	StG vs. PlG	SeG vs. StG
Vor Intervention (antizipierter Effekt)	52,5 ± 17,7	49,2 ± 20,1	13,4 ± 20,4	< 0,001	0,042	0,778
Nach Intervention (subjektiver Effekt)	24,0 ± 22,0	18,6 ± 16,8	11,0 ± 15,5	0,003	< 0,001	0,392
Differenz (vorher – nachher)	28,5 ± 26,8	30,6 ± 23,8	2,4 ± 19,9	< 0,001	< 0,001	0,944
p-Werte	<0,001	<0,001	0,523			

Tabelle 2: Erwartungshaltung — Mittelwerte ± Standardabweichung und p-Werte

In der SeG und StG war der antizipierte Effekt, also die Erwartung des Effekts des suggerierten Medikaments, signifikant höher als der subjektive, das heißt tatsächlich empfundene Effekt (p = <0,001, jeweils). In der PlG hingegen bestand kein Unterschied zwischen antizipiertem und subjektivem Effekt (p = 0,523).

Zwischen der SeG und StG bestand kein signifikanter Unterschied hinsichtlich des antizipierten (p = 0,778) und subjektiven Effekts (p = 0,392).

2.2 Einfluss von Prestige auf die Erwartung

Die Prestigeintervention wirkte sich nicht auf die Erwartungshaltung eines Probanden aus. In Abbildung 1 sind die SeG, StG und PIG mit und ohne Prestigeintervention jeweils für den antizipierten und den subjektiven Effekts dargestellt.

In der SeG ohne Prestigeintervention war der antizipierte Effekt mit 46,7 ± 17,7 mm im Vergleich zur SeG mit Prestigeintervention mit 57,9 ± 16,3 mm nicht signifikant verschieden (p = 0,646). Das gleiche galt für die StG: ohne Prestigeintervention 44,0 ± 23,6 und mit Prestigeintervention 53,4 ± 16,4 mm (p = 0,292). Auch in der PIG gab es keinen signifikanten Unterschied: 11,5 ± 23,8 ohne Prestige- und 15,6 ± 16,4 mm mit Prestigeintervention (p = 0,840).

Auch auf den subjektiven Effekt hatte die Prestigeintervention keinen signifikanten Einfluss. Dies galt für alle drei Suggestionsgruppen. In der SeG war der tatsächlich empfundene Effekt bei den Probanden, die keine Prestigeintervention erhalten hatten 22,8 ± 23,7 mm und bei denen, die eine Prestigeintervention erhalten hatten 25,1 ± 20,9 mm (p = 0,983). In der StG mit Prestigeintervention gab es mit 19,9 ± 21,0 mm im Vergleich zur StG ohne Prestigeintervention mit 17,6 ± 13,0 mm keinen signifikanten Unterschied (p = 0,840); das gleiche galt für die Kontrollgruppe ohne versus mit Prestigeintervention (8,6 ± 14,0 versus 13,9 ± 17,1 mm; p = 0,273).

Abbildung 1 veranschaulicht zusätzlich die signifikant geringere Erwartungshaltung der PIG (mit und ohne Prestigeintervention) gegenüber der SeG und StG

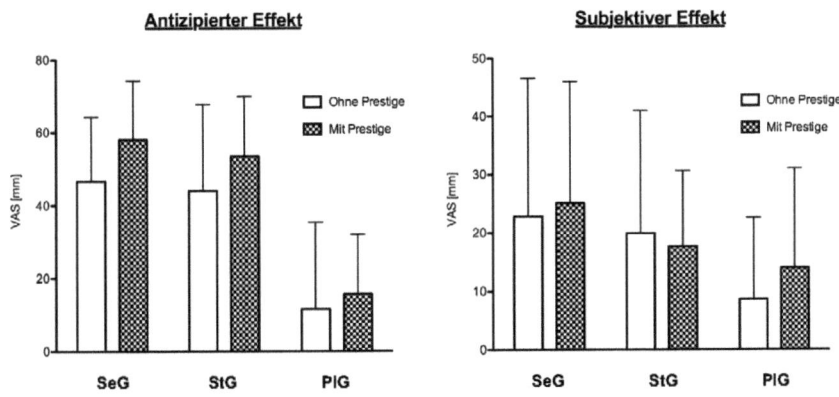

Abbildung 1: Antizipierter und subjektiver Effekt — Interventionsgruppen im Vergleich

3 Kardiovaskuläre Parameter

3.1 Blutdruck

3.1.1 Vergleich der Baseline-Werte

Beim Vergleich der Baseline-Werte (siehe dazu Tabelle 3) fiel auf, dass die StG im Vergleich zur PlG hinsichtlich des mBP und des dBP statistisch signifikant höhere Ausgangswerte aufwiesen. Der mBP war in der StG mit 82,8 ± 8,0 mmHg signifikant höher als in der PlG mit 78,8 ± 7,4 mmHg (p = 0,050). Das gleiche galt für den dBP mit 71,4 ± 7,3 mmHg in der StG und 67,3 ± 6,5 mmHg in der PlG (p = 0,025). Da Männer generell einen höheren BP haben, war der Unterschied nach Geschlechtsadjustierung allerdings nicht mehr signifikant. Der sBP war mit 109,9 ± 10,8 versus 106,3 ± 10,4 mmHg (p = 0,713) zwischen StG und PlG nicht signifikant verschieden.

Die SeG waren in Bezug auf die BP-Baseline-Werte nicht signifikant verschieden: p = 0,115 für den mBP, p = 0,112 für den sBP und p = 0,097 für den dBP.

Die Baseline-BP-Werte zwischen der SeG und PlG unterschieden sich nicht signifikant (p = 0,665 für den mBP, p = 0,802 für den sBP und p = 0,558 für den dBP).

3.1.2 Änderung des Blutdrucks nach der Placebointervention (Hypothese 1)

In Bezug auf die gesamte Stichprobe zeigte sich nach der Placebointervention ein signifikanter Anstieg des sBP von 107,2 ± 10,3 auf 108,5 ± 10,4 um 1,3 ± 3,8 mmHg (p = 0,002), des dBP von 69,0 ± 7,1 auf 69,9 ± 7,6 um 0,9 ± 3,5 mmHg (p = 0,020) und des mBP von 80,3 ± 7,8 auf 81,6 ± 8,1 um 1,3 ±3,4 mmHg (p = 0,001).

3.1.3 Einfluss der Suggestion auf die Änderung des Blutdrucks (Hypothese 2)

In der StG stieg, wie suggeriert, der mBP von 82,8 ± 8,0 mmHg auf 84,5 ± 8,1 mmHg nach der Intervention signifikant um 1,7 ± 3,1 mmHg an (p = 0,009). Für den dBP ließ sich eine Tendenz erkennen: Anstieg von 71,4± 7,3 auf 72,7 ± 7,3 mmHg um 1,3 ± 3,4 mmHg (p = 0,061). Der sBP war mit einer Differenz von 1,5 ± 4,6 mmHg (109,9 ± 10,8 mmHg vorher, 111,4 ± 11,0 mmHg nachher) zwar gestiegen, doch auf Grund der größeren Varianz nicht signifikant (p = 0,088) (siehe dazu Tabelle 3).

Aber auch in der SeG stieg, entgegen der Suggestion, der mBP signifikant von 79,6 ± 7,6 auf 80,8 ± 7,9 um 1,2 ± 3,4 mmHg an (p=0,047). Der sBP stieg signifikant von 105,7 ± 7,4 auf 107,2 ± 9,8 um 1,5 ± 3,3 mmHg (p=0,017). Für den dBP ergab sich keine signifikante Änderung (p = 0,284).

Betrachtete man die „aktiven" Gruppen (SeG und StG) zusammen (HT 1), wurde deutlich, dass es insgesamt zu einer Steigerung sämtlicher Blutdruck-Werte kam: 1,5 ± 3,9 (p = 0,004) für den sBP, 1,0 ± 3,6 (p = 0,04) für den dBP und 1,3 ± 3,4 (p = 0,001) beim mBP.

Hingegen konnten in der PlG hinsichtlich des mBP mit 1,0 ± 3,9 mmHg (p = 0,153), des sBP mit 0,9 ± 3,6 mmHg (p = 0,173) und des dBP mit 0,7 ± 3,4 mmHg (p = 0,287) keine signifikanten Blutdruckänderungen dokumentiert werden.

Für den *pulse pressure* ergaben sich vor und nach der Intervention in keiner der Suggestionsgruppen signifikante Unterschiede (alle p-Werte > 0,2).

III ERGEBNISSE

Blutdruckwerte und *pulse pressure* (30 min Baseline und 30 min nach Intervention)

		sBP	p	dBP	P	mBP	p	PP	p
HT 1 SeG + StG	vor nach Δ	107,8±10,3 109,1±10,5 1,5±3.9	0,004	69,8±7,4 70,7±7,6 1,0±3,6	0,040	81,1±7,8 82,4±8,1 1,3±3,4	0,001	37,9±5,4 38,4±4,7 0,5±3,7	0,272
HT 2a SeG	vor nach Δ	105,7±7,4 107,2±9,8 1,5±3,3	0,017	68,3±7,2 69,1±7,6 0,8±3,8	0,284	79,6±7,6 80,8±7,9 1,2±3,4	0,047	37,4±5,1 38,1±4,1 0,7±3,4	0,227
HT 2b StG	vor nach Δ	109,9±10,8 111,4±11,0 1,5±4,6	0,088	71,4±7,3 72,7±7,3 1,3±3,4	0,061	82,8±8,0 84,5±8,1 1,7±3,1	0,009	38,4±5,8 38,7±5,3 0,3±3,9	0,721
PlG	vor nach Δ	106,3±10,4 107,2±10,2 0,9±3,6	0,173	67,3±6,5 68,0±7,4 0,7±3,4	0,287	78,8±7,3 79,8±7,9 1,0±3,9	0,153	39,0±5,9 39,3±4,5 0,3±3,2	0,682
Gesamt	vor nach Δ	107,2±10,3 108,5±10,4 1,3±3,8	0,002	69,0±7,1 69,9±7,6 0,9±3,5	0,020	80,3±7,8 81,6±8,1 1,3±3,4	0,001	38,2±5,6 38,7±4,6 0,5±4,3	0,241

Tabelle 3: Blutdruckwerte der Suggestionsgruppen in mmHg 30 min vor und nach Intervention und Änderung (Δ), Mittelwerte ± Standardabweichung, p-Werte

In einer zweiten Analyse wurden die Baseline-Werte mit den BP-Werten der ersten 15 Minuten nach Intervention verglichen, um mögliche Zeiteffekte durch die lange Untersuchungsdauer auszuschließen (siehe dazu Tabelle 4).

15 min nach Intervention stiegen sämtliche BP-Werte der StG signifikant an. Der sBP stieg um 2,1 ± 5,2 mmHg (p = 0,034), der dBP um 1,6 ± 3,7 mmHg (p = 0,029) und der mBP um 1,8 ± 3,4 mmHg (p = 0,014).

Für die SeG ergaben sich keine signifikanten Änderungen. In der PlG blieben sBP und dBP stabil.

In Bezug auf die gesamte Stichprobe kam es auch 15 min nach der Intervention zu einer Steigerung des sBP (1,2 ± 4,6 mmHg; p =0,030) und des mBP (1,1 ± 3,9; p = 0,017). Für den dBP ergab sich eine näherungsweise signifikante Steigerung (0,7 ± 3,6 mmHg; p = 0,051).

III ERGEBNISSE

		Blutdruck (30 min Baseline und 15 min nach Intervention)					
		sBP	p	dBP	P	mBP	p
SeG	vor	105,7 ± 7,4		68,3 ± 7,2		79,6 ± 7,6	
	nach	107,1 ± 9,5		68,9 ± 6,8		80,5 ± 7,7	
	Δ	1,3 ± 4,3	0,106	0,7 ± 3,1	0,251	0,9 ± 3,4	0,127
StG	vor	109,9 ± 10,8		71,4 ± 7,3		82,8 ± 8,0	
	nach	112,0 ± 11,1		73,0 ± 7,4		84,6 ± 8,2	
	Δ	2,1 ± 5,2	0,034	1,6 ± 3,7	0,029	1,8 ± 3,8	0,014
PlG	vor	106,3 ± 10,4		67,3 ± 6,5		78,8 ± 7,3	
	nach	106,3 ± 10,5		67,3 ± 8,0		79,0 ± 8,4	
	Δ	0,0 ± 4,1	0,767	0,0 ± 3,9	0,978	0,2 ± 3,8	0,810
Gesamt	vor	107,2 ± 10,3		69,0 ± 7,1		80,3 ± 7,8	
	nach	108,4 ± 10,6		69,7 ± 7,7		81,4 ± 8,3	
	Δ	1,2 ± 4,6	0,030	0,7 ± 3,6	0,051	1,1 ± 3,9	0,017

Tabelle 4: Blutdruckwerte der Suggestionsgruppen in mmHg 30 min vor und 15 min nach Intervention und Änderung (Δ) — Mittelwerte ± Standardabweichung, p-Werte

Die Veränderung der BP-Werte 15 min im Vergleich zu 30 min nach der Intervention war in der SeG für den sBP (p = 0,733), den dBP (p = 0,644) und den mBP (p = 0,801) nicht signifikant. Das gleiche galt für die StG: sBP (p = 0,299), dBP (p = 0,186) und mBP (p = 0,557). In der PlG hingegen waren die Unterschiede signifikant: für den sBP 1.3 ± 2,0 (p = 0,002), den dBP 0,9 ± 1,9 (p = 0,019) und den mBP 1,1 ± 2,0 (p = 0,007).

3.1.4 Einfluss von Prestige auf den Blutdruck (Hypothese 4)

Die Änderung der BP-Werte (sBP, dBP und mBP) war bei Probanden mit und ohne Prestigeintervention innerhalb der Suggestionsgruppen nicht signifikant (p > 0,6, siehe dazu Tabelle 5). Allerdings war in der PlG eine Tendenz zu erkennen. Die Änderung der mBP in der Gruppe mit Prestigeintervention betrug 2,5 ± 3,9 mmHg und in der Gruppe ohne Prestige 0,2 ± 3,6 mmHg (p = 0,061).

		Blutdruckwerte					
Prestige		sBP		dBP		mBP	
		mit	ohne	mit	ohne	mit	ohne
HT 4b	Δ	1,5 ± 3,3	1,5 ± 3,5	1,0 ± 2,8	0,4 ± 4,7	1,3 ± 2,9	1,1, ± 3,9
SeG	p	0,994		0,646		0,849	
HT 4a	Δ	1,4 ± 5,0	1,7 ± 4,3	1,4 ± 4,2	1,1 ± 2,3	1,7 ± 3,9	1,6 ± 1,9
StG	p	0,840		0,826		0,887	
PlG	Δ	1,0 ± 3,4	0,9 ± 3,9	1,9 ± 3,6	0,3 ± 2,0	2,5 ± 3,9	0,2 ± 3,6
	p	0,935		0,081		0,061	

Tabelle 5: Änderung der Blutdruckwerte (Δ) der Interventionsgruppen in mmHg 15 min nach – 30 min Intervention — Mittelwerte ± Standardabweichung, p-Werte

3.1.5 Analyse der Probanden mit adäquater Erwartung

In der Annahme, dass eine adäquate Erwartung essentiell für das Auftreten des Placeboeffekts ist, wurden in einer zweiten Analyse alle Probanden der SeG und StG mit mangelhafter Erwartung, definiert als antizipierter Effekt ≤ 45 mm auf der VAS sowie die Probanden der Kontrollgruppe mit sehr hoher Erwartung (> 45 mm VAS) ausgeschlossen (siehe Tabelle 6). Bei vergleichbarer Gruppengröße fand sich in der StG ein signifikanter BP-Anstieg. Der sBP stieg um 1,9 ± 3,6 (p = 0,028), der dBP um 1,9 ± 3,6 (p = 0,017) und der mBP um 2,2 ± 3,0 mmHg (p = 0,005). Hingegen kam es weder in der SeG, noch in der PlG zu eine signifikanten BP-Änderung (alle p > 0,1).

		Blutdruck (30 min Baseline und 30min nach Intervention)		
		sBP	dBP	mBP
SeG	Δ	1,0 ± 3,3	0,8 ± 3,1	1,0 ± 2,5
n = 23	P	0,182	0,222	0,159
StG	Δ	1,9 ± 3,6	1,9 ± 3,3	2,2 ± 3,0
n = 20	P	0,028	0,017	0,005
PlG	Δ	0,7 ± 3,7	0,4 ± 3,5	0,7 ± 3,9
n = 26	P	0,362	0,582	0,371

Tabelle 6: Änderung der Blutdruckwerte (Δ) bei denjenigen Probanden mit adäquater Täuschung *(deception)* — Mittelwerte ± Standardabweichung, p-Werte — alle Werte in mmHg

III ERGEBNISSE

3.2 Hämodynamische Parameter (außer BP)

3.2.1 Vergleich der Baseline-Werte

Die Baseline-Werte der hämodynamischen Parameter Herzfrequenz (p = 0,494), totaler peripherer Gefäßwiderstand (p = 0,523), Auswurfleistung (p = 0,885) und Schlagvolumen (p = 0,417) waren zwischen SeG, StG und PlG nicht verschieden.

		HR	p	TPRI	P	SI	p	CI	p
HT 4 SeG	vor	69,0 ± 7,4		1741,3 ± 342,5		52,8 ± 6,4		3,6 ± 0,5	
	nach	68,3 ± 6,0		1749,4 ± 347,9		52,9 ± 6,1		3,6 ± 0,5	
	Δ	-0,7 ± 3,7	0,301	8,0 ± 210,4	0,102	0,0 ± 2,9	0,931	0,0 ± 0,2	0,353
HT 4 StG	vor	70,1 ± 10,1		1789,8 ± 361,9		53,1 ± 8,2		3,7 ± 0,6	
	nach	70,5 ± 9,6		1870,2 ± 310,0		52,3 ± 8,4		3,6 ± 0,7	
	Δ	0,4 ± 3,7	0,613	80,4 ± 132,5	0,001	-0,8 ± 2,8	0,124	-0,1 ±0,3	0,345
HT 4 SeG+StG	vor	69,5 ± 8,7		1764,1 ± 349,6		52,9 ±7,2		3,7 ± 0,6	
	nach	69,3 ± 7,9		1805,9 ± 379,9		52,6 ± 7,2		3,6 ± 0,6	
	Δ	0,2 ± 3,7	0,678	41,9 ± 180,5	0,001	-0,3 ± 2,9	0,322	-0,1 ± 2,3	0,322
PlG	vor	55,0 ± 6,9		1689,6 ± 303,7		55,0 ± 6,9		3,7 ± 0,7	
	nach	54,5 ± 7,5		1762,5 ± 324,8		54,0 ± 7,5		3,7 ± 0,7	
	Δ	- 0,5 ± 3,6	0,409	72,9 ± 157,1	0,010	- 1,0 ± 3,6	0,126	0,0 ± 0,5	0,850
Gesamt	vor	68,8 ± 8,5		1739,8 ± 335,5		53,6 ± 7,2		3,7 ± 0,6	
	nach	68,5 ± 7,8		1791,8 ± 361,6		53,0 ± 7,3		3,6 ± 0,6	
	Δ	- 0,3 ± 3,6	0,416	52,0 ± 173,0	0,001	-0,6 ± 3,1	0,077	-0,1 ± 0,4	0,273

Tabelle 7: Hämodynamische Parameter der Suggestionsgruppen vor und nach Intervention und Änderung (Δ) Mittelwerte ± Standardabweichung, p-Werte — Herzfrequenz (HR) in Schläge/min, Herzindex (CI) in, Totaler peripherer Gefäßwiderstand-Index (TPRI) in dyne*s*m^2/cm^5

3.2.2 Vergleich der Änderung der hämodynamische Parameter vor und nach Intervention (Hypothese 3)

In keiner der Suggestionsgruppen kam es in Bezug auf Herzfrequenz, Schlagvolumen oder Herzzeitvolumen zu einer signifikanten Änderung (siehe dazu Tabelle 7).

Der TPRI stieg in der StG gering, aber signifikant um 80,4 ± 132,5 dyne*s*m²/cm⁵ (p = 0,003). Doch auch in der PlG kam es zu einem geringen, aber signifikanten Anstieg von 72,9 ± 157,1 dyne*s*m²/cm⁵ (p = 0,010). Für die SeG ergab sich keine signifikante Änderung. Betrachtete man die gesamte Stichprobe, so kam es insgesamt zu einem geringen, signifikanten Anstieg des TPRI: 52,0 ± 173,0 dyne*s*m²/cm⁵ (p = 0,001).

3.3 Herzfrequenzvariabilität

3.3.1 Vergleich der Baseline-Werte

Zwischen den Suggestionsgruppen bestand bezüglich der Baseline-Werte kein signifikanter Unterschied (LF: p = 0,660, HF: p = 0,959 und LF/HF-Quotient: p = 0,256).

		Herzratenvariabilität					
		LF	*P*	HF	*p*	LF/HF	*p*
SeG	vor	6,5 ± 0,8		5,9 ± 0,9		1,8 ± 0,7	
	nach	6,7 ± 0,9		5,9 ± 1,0		2,3 ± 1,2	
	Δ	0,2 ± 0,3	*<0,001*	0,0 ± 0,3	*0,794*	0,5 ± 0,8	*0,002*
StG	vor	6,5 ± 0,7		6,0 ± 1,1		2,6 ± 3,2	
	nach	6,9 ± 1,2		6,1 ± 1,1		5,5 ± 14,3	
	Δ	0,4 ± 1,1	*0,048*	1,1 ± 0,4	*0,175*	2,8 ± 14,3	*0,294*
SeG + StG	vor	6,5 ± 0,8		6,0 ± 1,0		2,2 ± 2,2	
	nach	6,8 ± 1,0		6,0 ± 1,0		3,8 ± 9,8	
	Δ	0,4 ± 0,8	*0,002*	0,0 ± 0,4	*0,316*	1,6 ± 9,8	*0,214*
PlG	vor	6,3 ± 1,4		5,9 ± 1,8		1,9 ± 1,5	
	nach	6,5 ± 1,4		6,1 ± 1,7		2,1 ± 2,8	
	Δ	0,2 ± 0,3	*0,012*	0,2 ± 0,7	*0.129*	0,2 ± 0,8	*0,258*
Gesamt	vor	6,4 ± 1,0		5,9 ± 1,3		2,1 ± 2,0	
	nach	6,7 ± 1,2		6,0 ± 1,3		3,2 ± 8,1	
	Δ	0,3 ± 0,6	*<0,001*	0,1 ± 0,5	*0,068*	1,1 ± 8,0	*0,190*

Tabelle 8: Herzratenvariabilitäten (LF und HF in Hz, LF/HF-Quotient) der Suggestionsgruppen vor und nach Intervention sowie Änderung (Δ) — Mittelwerte ± Standardabweichung, p-Werte

3.3.2 Vergleich der Änderung der HRV innerhalb der Gruppen

LF-Band und LF/HF-Quotient der HRV stiegen in der SeG von 6,5 ± 0,8 auf 6,7 ± 0,9 um 0,2 ± 0,3 Hz (p = 0,000) an (siehe Tabelle 8). Auch in der StG (0,4 ± 1,1 Hz; p = 0,048) und der PlG

III ERGEBNISSE

(0,2 ± 0,3 Hz; p = 0,012) kam es im LF-Band zu einem signifikanten Anstieg. Dementsprechend war auch bezogen auf die gesamte Stichprobe im LF-Band und im LF/HF-Quotienten ein signifikanter Anstieg zu verzeichnen: 0,3 ± 0,6 (p = 0,000) und 0,1 ± 0,5 (p = 0,005).

4 Autonome nicht-kardiovaskuläre Parameter

4.1 Vergleich der nicht-kardiovaskulären Parameter (Hypothese 3)

Bezüglich der Baseline-Werte der nicht-kardiovaskulären Parameter gab es keine signifikanten Unterschiede zwischen den Suggestionsgruppen: EGG (p = 0,771), Resp (p = 0,424), SCL (p = 0,493), Temp (p = 0,659).

Die Magenaktivität änderte sich in keiner der Suggestionsgruppen signifikant (alle p-Werte > 0,4; siehe dazu Tabelle 9). In der SeG stieg die Hautleitfähigkeit signifikant von 2,5 ± 3,8 auf 3,1 ± 4,6 um 0,6 ± 1,1 micro-mho (p = 0,005). Die Hauttemperatur stieg signifikant von 89,4 ± 10,2 auf 89,7 ± 10,3 um 0,3 ± 0,7 °F (p = 0,033), die Atemfrequenz änderte sich nicht signifikant.
In der Kontrollgruppe stieg die Hauttemperatur um 0,7 ± 1,1 °F nach der Intervention signifikant im Vergleich zur Baseline-Messphase an (p = 0,003). Bei Hautleitfähigkeit und Atemfrequenz fanden sich keine signifikanten Anstiege (p > 0,1).
Für die StG ergaben sich keine signifikanten Differenzen bezüglich Hautleitfähigkeit, Atemfrequenz und Hauttemperatur (alle p > 0,1).

In Bezug auf die gesamte Stichprobe stiegen alle autonomen Parameter nach der Intervention signifikant an: Die Hautleitfähigkeit stieg von 2,1 ± 2,6 auf 2,4 ± 2,3 um 0,3 ± 0,8 micro-mho (p = 0,001). Die Hauttemperatur stieg von 88,2 ± 12,2 auf 88,5 ± 12,1 um 0,3 ± 0,8 ° F (p = 0,001) und die Atemfrequenz von 15,6 ± 4,5 auf 16,0 ± 4,2 um 0,4 ± 1,7 pro Minute (p = 0,027).

III ERGEBNISSE

		SCL	p	Temp	p	Resp	p	EGG	p
				Autonome Parameter					
HT 4 SeG	vor	2,5 ± 3,8		89,4 ± 10,2		15,6 ± 4,1		13,8 ± 1,1	
	nach	3,1 ± 4,6		89,7 ± 10,3		16,1 ± 3,6		13,8 ± 1,0	
	Δ	0,6 ± 1,1	*0,005*	0,3 ± 0,7	*0,033*	0,5 ± 2,1	*0,233*	0,0 ± 0,2	*0,625*
HT 4 StG	vor	1,9 ± 1,5		86,6 ± 14,9		16,4 ± 6,1		13,7 ± 0,8	
	nach	2,0 ± 1,8		86,6 ± 14,9		16,8 ± 5,8		13,8 ± 0,9	
	Δ	0,1 ± 0,3	*0,271*	0,0 ± 0,5	*0,750*	0,4 ± 1,5	*0,173*	0,1 ± 0,6	*0,622*
SeG + StG	vor	2,3 ± 2,9		88,1 ± 12,1		16,0 ± 5,1		13,8 ± 1,0	
	nach	2,6 ± 3,6		88,2 ± 12,7		16,4 ± 4,8		13,8 ± 0,9	
	Δ	0,3 ± 0,9	*0,003*	0,1 ± 0,6	*0,110*	0,4 ± 1,8	*0,077*	0,0 ± 0,6	*0,983*
PlG	vor	1,9 ± 1,5		88,6 ± 10,9		14,9 ± 2,6		13,9 ± 1,0	
	nach	2,0 ± 1,7		89,3 ± 11,1		15,3 ± 2,3		13,8 ± 1,1	
	Δ	0,1 ± 0,5	*0,147*	0,7 ± 1,1	*0,003*	0,4 ± 1,6	*0,201*	- 0,1 ± 0,5	*0,489*
Gesamt	vor	2,1 ± 2,6		88,2 ± 12,2		15,6 ± 4,5		13,8 ± 1,0	
	nach	2,4 ± 2,3		88,5 ± 12,1		16,0 ± 4,2		13,8 ± 1,0	
	Δ	0,3 ± 0,8	*0,001*	0,3 ± 0,8	*0,001*	0,4 ± 1,7	*0,027*	0,0 ± 0,6	*0,670*

Tabelle 9: Autonome Parameter für die Suggestionsgruppen und gesamte Stichprobe vor und nach Intervention sowie Änderung (Δ) — Mittelwerte ± Standardabweichung, p-Werte — Hautleitfähigkeit (Scl) in mikro-mho, Temperatur (Temp) in °Fahrenheit, Atemfrequenz (Resp) in Atemzüge/Minute

III ERGEBNISSE

5 Deskriptive und explorative Datenanalyse

5.1 Fragebogendiagnostik und Herzwahrnehmung

	Suggestionsgruppen			
	SeG	StG	PIG	*p*
BIDR *sd*	35,4 ± 5,9	36,5 ± 6,4	36,5 ± 8,6	*0,766*
BIDR *im*	38,1 ± 7,0	38,5 ± 9,6	39,8 ± 8,9	*0,489*
MKSL	2,6 ± 2,8	2,0 ± 2,4	1,9 ± 2,8	*0,995*
STAIG *ta*	39,0 ± 6,9	39,1 ± 8,0	40,8 ± 8,6	*0,758*
HWS	0,7 ± 0,1	0,8 ± 0,1	0,7 ± 0,2	*0,580*

Tabelle 10: Mittelwerte und Standardabweichung für MKSL, BIDR (*impression management* und *self-deception*) STAIG (*trait anxiety*), HWS

Die Scores (in Tabelle 10 dargestellt) entsprachen den Normwerten einer durchschnittlichen, gesunden Population. Der Herzwahrnehmungsscore als Maß der Interozeption (*interoceptive awareness*) war positiv assoziiert mit einem Anstieg der Herzfrequenz. Allerdings konnten dadurch lediglich 5% der Varianz erklärt werden (r = 0,22; p = 0,034).

Die trait anxiety des STAI wies eine mittlere negative Korrelation mit dem Maß der sozialen Erwünschtheit (BIDR *sd* und *im*) auf: r = - 0,33 (p = 0,002) und erklärt 11 % der Varianz. Es gab keine Assoziation zwischen dem *trait anxiety*-Wert und den Werten der HRV. Eine Korrelation zwischen BIDR *im* und Erwartung fand sich nicht.

Der MKSL-Wert korrelierte positiv mit dem antizipierten Effekt und erklärte 7,4% der Varianz (p = 0,009). Gleiches galt für den subjektiven Effekt, was 8,3% der Varianz erklärte (p = 0,005).

5.2 Prädiktoren der physiologischen, psychologischen und autonomen Reaktion

	Gesamte Stichprobe			
	Δ sBP		Δ dBP	
	r	p	r	p
Geschlecht	-0,07	0,515	0,09	0,414
Alter	0,18	0,247	0,04	0,608
Raucher	-0,08	0,430	-0,07	0,534
Mediziner	-0,13	0,233	-0,12	0,260
Prestige	0,03	0,641	-0,11	0,297
Erwartung vor	0,00	0,939	0,01	0,237
Erwartung nach	0,00	0,958	0,00	0,965
HWS	0,00	0,929	0,01	0,797
STAI ta	0,01	0,242	0,00	0,497
MKSL	0,17	0,286	0,14	0,371
BIDR im	-0,22	0,042	-0,43	<0,001
BIDR sd	0,14	0,790	-0,15	0,174
Δ HF	0,06	0,734	0,06	0,574
Δ LF	0,04	0,699	0,04	0,541

Tabelle 11: Prädiktoren für die Änderung des sBP und dBP

Die Änderungen des systolischen und des diastolischen Blutdrucks korrelierten mit einem höheren Wert in der Fremdtäuschungs-Skala des BIDR und erklärten 4,7% der Varianz der Änderung des sBP (p = 0,042) und 18% der Änderung des dBP (p < 0,001).

Die soziodemographischen Daten, Prestige, Erwartung (subjektiver und antizipierter Effekt), MKSL, *trait anxiety*, Herzwahrnehmung und HRV hatten keinen Einfluss auf die Änderungen des systolischen und des diastolischen Blutdrucks (alle p > 0,2) (siehe dazu Tabelle 9).

IV DISKUSSION

TEIL IV DISKUSSION

1 Analyse der Hypothesen

1.1 Erste und zweite Hypothese

Im Rahmen der Fragestellung dieser Arbeit wurde in der ersten Hypothese (HT1) postuliert, dass der Blutdruck (sBP, mBP) gesunder Probanden durch eine Placebointervention beeinflusst werden kann. Die Analyse der erhobenen Ergebnisse bestätigte diese Hypothese. So führte die Placebointervention (verbale Suggestion + Placeboapplikation) in den beiden aktiven Interventionsgruppen, das heißt den beiden Gruppen, denen ein Verum suggeriert wurde (StG + SeG), zu einem signifikanten Anstieg des sBP, mBP und auch dBP (siehe dazu Tabelle II.3). In der PlG hingegen stiegen sBP, mBP und dBP nicht signifikant an.

Eine signifikante BP-Änderung konnte also bei gesunden Probanden durch die Placebointervention induziert werden. Es galt nun, die Frage zu klären, ob sich der Blutdruck entsprechend der Placeboinstruktionen steigern oder senken ließ. Für die StG traf diese Hypothese zu (HT 2a). Denn gemäß der Suggestion kam es zu einem signifikanten Anstieg des mBP. Für den sBP und dBP ergab sich eine Tendenz in Richtung einer Steigerung. Die Höhe des Anstiegs war zwar gering, doch konnte bei gesunden Probanden nicht von starken Effekten ausgegangen werden. Aber auch in der SeG stiegen sBP und mBP signifikant an. Die Reaktion verlief hier also entgegen der Suggestion; die Hypothese (HT 2b) konnte in dieser Gruppe somit nicht bestätigt werden. In der PlG kam es entsprechend der Suggestion zu keiner signifikanten BP-Änderung.

Die Suggestionen für die StG und SeG beinhalteten die Information über ein Wirkungsmaximum nach 15 bis 20 min. Die Überlegung, dass ein möglicher Effekt durch die lange postinterventionelle Untersuchungsdauer von 30 min verschleiert werden könnte, führte zur Auswertung der BP-Werte 15 min nach Intervention. Tatsächlich war der BP steigernde Effekt in der StG nach 15 min stärker ausgeprägt als nach 30 min. Denn nicht nur der mBP sondern auch der dBP stieg innerhalb der ersten 15 min signifikant an. Für die SeG ergab sich innerhalb der ersten 15 Minuten im Gegensatz zur Auswertung der 30 postinterventionellen Minuten kein signifikanter Anstieg im sBP. Auch mBP und dBP stiegen nicht signifikant an. Auch in der PlG fand sich nach 15 min keine BP-Änderungen (sBP, mBP und dBP).

Bei der Analyse der Probanden mit einer hohen Erwartung (> 45 mm auf der *Visual Analogue Scale*) fand sich bei vergleichbarer Gruppengröße ein deutlicher und klar signifikanter BP-Anstieg (sBP, mBP und dBP) lediglich in der StG.

Die beschriebenen Ergebnisse zeigen, dass es möglich war, den Blutdruck gesunder Versuchspersonen durch eine Placebointervention zu beeinflussen. Allerdings geschah diese Änderung nur in Richtung einer Aktivierung, also der Steigerung des BP. Eine Senkung des BP war durch die Placebointervention hingegen nicht möglich.

Es scheint, als hätte die lange postinterventionelle Untersuchungsdauer tatsächlich eine zusätzliche Aktivierung verursacht. Somit konnte dann auch in der SeG ein signifikanter BP-Anstieg nach 30 min dokumentiert werden, ein Effekt, der innerhalb der ersten 15 min nicht dokumentiert werden konnte. Und, eine größere Erwartungshaltung ging mit einem stärkeren Placeboeffekt einher, allerdings nur im Zusammenhang mit einer BP-steigernden Intervention.

Nach heutigem Kenntnisstand existiert bis auf eine kürzlich publizierte Studie von Meissner et al. (2011) keine Veröffentlichung, in der durch eine Placebointervention bei gesunden Probanden unter kontinuierlicher BP-Messung eine BP-Änderung nachgewiesen werden konnte. Amigo et al. hatten zwar bei Gesunden mittels verbaler Suggestion einen signifikanten Effekt auch in Richtung einer Senkung erzielen können, allerdings lediglich eine Einmalmessungen angewandt. In der Kontrollgruppe, die unserer PlG entsprach (keine Veränderung des BP) sank der sBP um 3,3%, in der SeG um 8,3% und in der StG stieg der BP um 3,8% (Amigo et al. 1993). Bei diesen Ergebnissen ist wahrscheinlich, dass sie Blutdruck*messung* per se den Effekt ausgemacht hat, ein tatsächlicher Effekt auf den Blutdruck ist hingegen fraglich. So erscheint ein Vergleich mit den vorliegenden Ergebnissen nicht sehr sinnvoll, da hier eine kontinuierliche BP-Messung über insgesamt 60 min durchgeführt wurde.

In einer Studie mit Hypertonie-Patienten von Mancia et al. (1995) kam es zu einer Senkung des sBP um 2,1 % während der ersten vier Stunden der AMBP. In einer weiteren Studie bei Patienten mit pulmonaler Hypertonie wurde durch inhaliertes Nitroglycerin eine Senkung des mBP um 2% erreicht (Mandal et al. 2010). Allerdings ist bei dieser Studie der Anteil der Patienten mit Hypertonie nicht dokumentiert.

IV DISKUSSION

In der vorliegenden Studie konnte keine Änderungen in Richtung einer BP-Senkung provoziert werden. Die hervorgerufenen BP-Steigerungen fielen signifikant, aber absolut eher gering aus. Hinsichtlich der Quantität der Änderung sind die Ergebnisse jedoch mit Mancia et al. (1995) vergleichbar (maximale Änderung hier 2,2% 15 min nach Intervention in der StG). Der entscheidende Unterschied ist, dass die Änderung bei den Hypertonie-Patienten in Richtung einer BP-Senkung stattfand.

1.2 Dritte Hypothese

Es sollte nun untersucht werden, ob sich der Placeboeffekt selektiv auf das kardiovaskuläre System (BP, HF, TPRI, SI, CI) auswirkt und dementsprechend die Parameter anderer Organsysteme (EGG, Resp, Temp, SCL) unbeeinflusst bleiben.
Die signifikanten Änderungen der BP-Werte sind bereits in 1.1 beschrieben. SI, CI und HR änderten sich in keiner der Suggestionsgruppen signifikant (alle $p > 0,1$). In der StG, in der PlG und in Bezug auf die gesamte Stichprobe kam es zu einem geringen, aber signifikanten Anstieg des TPRI. Der Blutdruck ist das Produkt aus TPR und CO.
Die Änderung des TPR beeinflusst insbesondere den dBP, wohingegen der sBP vornehmlich durch den CO determiniert wird (Guyenet 2006). Ein signifikanter Anstieg des TPRI, nicht aber der anderen, den BP-determinierenden Faktoren, suggeriert, dass der BP-Anstieg vor allem durch den Anstieg des totalen peripheren Gefäßwiderstandes vermittelt wurde.

Zusätzlich konnte gezeigt werden, dass sich auch ein Teil der autonomen Parameter über die Zeit änderte. Nach der Placebointervention kam es in der SeG zu einem signifikanten Anstieg der SCL und Temp. In der StG stieg keiner der autonomen Parameter signifikant an. In der PlG wurde ein signifikanter Anstieg der Temp dokumentiert. Mit einem Anstieg von SCL und Temp musste in der StG und SeG im Grunde gerechnet werden; Schwitzen war Bestandteil der Suggestion. Der Temp-Anstieg in der PlG ist dadurch nicht zu erklären, zumal die Suggestion neutral war. Bei Betrachtung der gesamten Stichprobe kam es bezüglich der SCL, Temp und Resp zu einer teilweise geringen, aber hoch signifikanten Steigerung. Möglicherweise ist dies auf eine allgemeine Stressantwort zurückzuführen. Die Magenaktivität änderte sich hingegen, gemäß der Hypothese, nicht; das gastrointestinale System war hier also nicht beteiligt. In allen Suggestionsgruppen konnte ein signifikanter Anstieg in dem vor allem auch die sympathische Aktivität repräsentierenden LF-Band der HRV dokumentiert werden.

Zusammenfassend kann hieraus auf eine allgemeine Aktivierung des autonomen Nervensystems geschlossen werden. Allerdings wäre in diesem Zusammenhang dann auch eine Abnahme der Magenaktivität denkbar gewesen. Bei Betrachtung aller vorliegenden Ergebnisse ist also am ehesten von einer kardiovaskulären Reaktion in Verbindung mit einer teilspezifischen Aktivierung des autonomen Nervensystems im Rahmen des durch die Placebointervention hervorgerufenen wahren Placeboeffekts auszugehen.

Der signifikante Anstieg des sBP, des dBP und des mBP in der Kontrollgruppe 30 min, nicht aber 15 min nach der Intervention weist darauf hin, dass das lange Sitzen zusätzlich einen Stressfaktor bedeutete, welcher das Aktivierungsniveau des sympathischen Nervensystems weiter erhöhte. Eine parasympathische Aktivierung war hingegen durch die angewandte Placebointervention nicht zu erreichen, was sich auch in der HRV widerspiegelt (fehlender Anstieg im HF-Band).
Bei der bereits beschriebenen Studie zur Placebo induzierten Analgesie bei ischämischem Schmerz (Pollo et al. 2003) kam es zur Reduktion der sympathischen Antwort durch die Placeboanalgesie (Minderung der LF der HRV und der HF), aber eben nicht zur Förderung der parasympathischen Antwort, denn die Gabe des Muscarin-Rezeptorantagonisten Atropin blieb ohne Effekt. Das deutet darauf hin, dass zumindest in diesem experimentellen Setting das parasympathische System nicht involviert war.

Letztlich können hier in Bezug auf den BP-Anstieg also am ehesten zwei Effekte differenziert werden: zum einen die teilspezifische Aktivierung des autonomen Nervensystems, zum anderen der durch die Placebointervention hervorgerufene wahre Placeboeffekt auf den Blutdruck.

1.3 Vierte Hypothese

Zudem war von unserem Interesse, ob das Ausmaß des Placeboeffekts durch eine Prestigeintervention gesteigert werden kann. Die Ergebnisse zeigen, dass sich aus der Prestigeintervention keine Änderung hinsichtlich der Effektstärke ergab. Keiner der gemessenen kardiovaskulären und nicht-kardiovaskulären Parameter unterschied sich zwischen den Gruppen mit und ohne Prestigeintervention signifikant (HT 4 a und b) — auch die Erwartungshaltung nicht. In der PlG war allerdings ein Trend in Richtung eines größeren BP-Anstiegs in der Gruppe mit Prestigeintervention zu erkennen.

IV DISKUSSION

Die Tatsache, dass die Prestigeintervention bereits vor der Baseline-Messung erfolgte und bei der eigentlichen Placebointervention den Probanden nicht mehr präsent war, könnte zum fehlenden Effekt beigetragen haben. Allerdings wäre dann ein Unterschied in den Baseline-BP-Werten zwischen den Interventionsgruppen (mit und ohne Prestige) zu erwarten gewesen, diese waren jedoch nicht signifikant verschieden. Möglicherweise hätte die Kopplung der Prestigeintervention an die Suggestion einen Effekt bewirkt.

Man kann davon ausgehen, dass auch für einen gesunden Probanden bereits das bloße Studiensetting einen Stressfaktor darstellt. Möglicherweise wird ein zusätzlicher Prestigeeffekt dadurch verschleiert. Bei 20 bis 30 % der Patienten ist eine WKH die Ursache der in der Praxis diagnostizierten Hypertonie (Weber et al. 1994, Høegholm et al. 1992). Dieser Effekt bezieht sich allerdings auf klinische Einmalmessungen, was in diesem Setting nicht zutreffend ist. Denn so wie der Zeiteffekt eine WKH abschwächen kann (Ernst und Resch 1995), kann auch bei den Probanden hier eine schnelle Gewöhnung eingesetzt haben.

2 Persönlichkeitscharakteristika

Obgleich es in dem Sinne keine „Placebo-Persönlichkeit" zu geben scheint (Turner et al. 1994), können gewisse Persönlichkeitsmerkmale und situationsbezogene Faktoren Placebo-Reaktion beeinflussen (Geers et al. 2005). Lasagna et al. haben bereits in ihrer Publikation von 1954 den psychosozialen Kontext erfasst und eine Korrelation zwischen Placebo-Reaktion und Eigenschaften wie Gewohnheit, Einstellung, Bildungshintergrund und Ängstlichkeit gefunden (Lasagna et al. 1954). In der vorliegenden Studie zeichneten sich keine definitiven Korrelationen ab, doch gab es einige Assoziationen von geringer bis mittlerer Tragweite (siehe Kapitel III.5 Tabellen 10 und 11).

2.1 BIDR

Je höher der Fremdtäuschungs-Score, desto geringer war die Änderung des Blutrucks: Dies galt sowohl für die gesamte Stichprobe, als auch für alle Suggestionsgruppen. Insgesamt konnten so 18% der Steigerung des dBP und knapp 5 % der Steigerung des sBP begründet werden. Eine mögliche Erklärung dafür wäre, dass diejenigen Probanden, die eher geneigt sind andere zu täuschen, um sich selbst gut darzustellen, davon ausgingen, möglicherweise auch selbst getäuscht zu werden — vor allem in einer solch ambivalenten Situation (etwa „bekomme ich jetzt ein Placebo oder nicht"). Das hieße, der Täuschungseffekt wäre bei diesen Probanden geringer ausgefallen und könnte sich in der Höhe der Erwartungshaltung ausdrücken. Allerdings gab es keine Korrelation zwischen der Höhe des Fremdtäuschungs-Scores und der Erwartungshaltung.

2.2 STAI

Die signifikante negative Korrelation zwischen *trait anxiety* und dem Maß der sozialen Erwünschtheit war analog bisheriger Daten zum STAI ausgefallen. Ein hoher Wert in der Skala der sozialen Erwünschtheit war mit einem geringeren Score in der *trait anxiety* assoziiert (Laux et al. 1981). Angstreduktion wird als individuelle Komponente des Placeboeffekts diskutiert (Price et al. 1999). Es sollte also überprüft werden, ob ängstliche Personen möglicherweise eine stärkere sympathische Aktivierung aufweisen. Dies konnte hier nicht gezeigt werden. Doch stand der Angstaspekt auch nicht im Vordergrund. Zum einen wurde keine angstbehaftete Situation aufgebaut, zum anderen fand keine Dokumentation der Änderung einer möglichen Angstkomponente statt.

2.3 Herzwahrnehmung

Eine bessere Herzwahrnehmung war assoziiert mit einem stärkeren Anstieg der Herzfrequenz. Allerdings fiel die Korrelation gering aus. Die interozeptiven Fähigkeiten eines Probanden waren dementsprechend nicht mit dem Ausmaß der durch das Placebo hervorgerufenen BP-Änderung assoziiert. Möglicherweise waren die gemessenen Effekte zu gering, um einen Zusammenhang zwischen der interozeptiven Fähigkeit und der tatsächlichen viszeralen Veränderung erkennen zu können.

2.4 MKSL

Der MKSL-Wert dient als Maß für eine subjektive physiologische Reaktion. Die Items enthalten die in den Probandeninformationen und der Suggestion mitgeteilten Nebenwirkungsprofile. Eine Assoziation zwischen BP-Änderung und dem MKSL konnte nicht gefunden werden, doch gab es geringe positive Korrelationen mit dem antizipierten und dem subjektiven Effekt. Wer also einen Effekt beziehungsweise Nebenwirkungen erwartete, nahm diese auch subjektiv etwas stärker wahr, als ein Proband, dessen Erwartung gering war. Dies kann, wenn auch indirekt, als ein Indiz für die erfolgreiche Täuschung (*deception*) gewertet werden.

3 Analyse der Mechanismen des wahren Placeboeffekts

3.1 Erwartung

Die erfolgreiche Täuschung (*deception*) der Probanden (gemessen anhand der Erwartung der Probanden) stellte die Voraussetzung für die Auswertbarkeit der Studie dar. Dies bedeutet, die Möglichkeit, tatsächlich ein Verum erhalten zu haben, musste von den Probanden als realistisch eingeschätzt werden. Entsprechend den Ergebnissen in Tabelle II.2, war die Täuschung (*deception*) erfolgreich verlaufen. Die PlG hatte eine signifikant niedrigere Erwartungshaltung (nicht nur antizipierter, sondern auch subjektiver Effekt) als SeG und StG. Die Erwartung gilt als einer der wichtigsten den Placeboeffekt vermittelnden Mechanismen. Die Suggestion war adäquat in der Lage, eine solche Erwartung aufzubauen. Gestützt wurde diese Aussage zusätzlich durch die Auswertung der Ergebnisse der Probanden mit adäquater Täuschung *(deception)* (siehe III.3.1.4). Bei vergleichbarer Gruppengröße fand sich hier ein klar signifikanter BP-Anstieg (sBP, dBP und mBP) lediglich in der StG.

Vor dem Hintergrund der Publikationen, aus denen die große Bedeutung der Erwartungshaltung bezüglich der Placebo-Reaktion deutlich hervorgeht (Price et al. 1999, Benedetti et al. 2003, Vase et al. 2005, Klinger et al. 2007), läge die Vermutung nahe, dass auch bei dieser Studie die Erwartung mit einer signifikanten Blutdruckänderung korrelierte. Die Analyse der Daten zeigte dies jedoch nicht (siehe III.5.1.1). Der Erwartungs-Aspekt der Placebo-Reaktion ist recht komplex und es muss die Frage gestellt werden, ob die alleinige Erwartung ausreichend ist, einen Placeboeffekt bei gesunden Probanden zu provozieren.

Bei der Frage nach der Erwartung waren in unserem Zusammenhang zunächst zwei Aspekte zu klären: zum einen wie sich Erwartung erzeugen ließ, zum anderen wie eine erzeugte Erwartung sich auswirkte auf die relevanten Parameter. Eine weitere Unterscheidungsebene ist hier jedoch wichtig, die nämlich zwischen einer kognitiven und einer motivationalen Ebene: Sieht ein Proband ein angekündigtes Ergebnis als wahrscheinlich an, kann er diesbezüglich eine Erwartung aufbauen. Er ist jedoch nicht persönlich involviert; seine Erwartung ist also vor allem kognitiver Art. Geht es aber darum, dass durch eine Intervention ein Symptom potentiell

IV DISKUSSION

gelindert werden kann, was auch bedeutet, dass ein Leidensdruck, verbunden mit der entsprechenden Hoffnung auf eine Linderung oder gar Heilung, vorhanden ist, betritt die Involvierung ein andere Ebene und weist vor allem auch motivationale Aspekte auf. Man kann annehmen, dass ein Nicht-Vorhandensein von Symptomen das motivierende Element des Placeboeffekts in Bezug auf eine Symptom lindernde Wirkung der Placebosubstanz maßgeblich reduziert (Levine et al. 2006). Es ist davon auszugehen, dass hier nicht die motivationale Ebene der Erwartung im Vordergrund steht, sondern die kognitive. Diese kommt nicht an das Niveau der Motivationalen heran und kann dementsprechend vermutlich auch keinen größeren Effekt erzielen.

Folgendes kann dies noch einmal verdeutlichen: In zwei Studien zur Manipulation der Erwartung konnte gezeigt werden, dass eine hohe negative Erwartungshaltung bezüglich eines bevorstehenden Einsetzens einer provozierten Kinetose (*rotatory drum*) mit einer schwächeren tatsächlich wahrgenommen Übelkeit korrelierte (Williamson et al. 2004, Levine et al. 2006). Dies erscheint auf den ersten Blick paradox. Die hohe Negativerwartung resultierte wahrscheinlich in einer Erleichterung und somit geringer ausgeprägten Übelkeit. Beiden Studien ist gemeinsam, dass es sich bei den Teilnehmern um gesunde Probanden handelte. Allerdings wurde hier ein erheblicher Leidensdruck induziert.

Die die Erwartung hervorrufenden und/oder verstärkenden Suggestionen sind in bestimmten Situationen wirksamer oder auch weniger wirksam: Sind sich Probanden der Möglichkeit über den Erhalt eines Placebos bewusst, ist der Effekt geringer. Dahingegen ist eine eindeutige Information über die Wirkung des gegebenen Mittels vorteilhaft (Pollo et al. 2001, Kirsch und Rosadino 1993). Auf der anderen Seite fördert eine mehrdeutige Situation den Effekt: Je größer die Ambiguität, desto größer ist die Wahrscheinlichkeit einer Reaktion entsprechend der Suggestion (Gheorghiu 2000).

In dieser Studie war die Information über das verabreichte Mittel sicherlich eindeutig, allerdings musste der Erhalt eines Placebos erwartet werden, obgleich der Erhalt eines Verums von den Probanden als realistisch eingeschätzt wurde. In einem klinischen Setting ist die Situation hingegen schon allein durch das Faktum der Krankheit ambivalent, diese Mehrdeutigkeit entfiel hier. Über eine Steigerung der Erwartung wirkt auch die offene Placeboapplikation forcierend auf die Placeboreaktion, diese Voraussetzung konnte hier als gegeben angesehen werden (Price et al. 2008).

IV DISKUSSION

Erwartung, erzeugt durch eine verbale Suggestion, konnte also auch hinsichtlich des „objektiven" Parameters BP durchaus einen Effekt erzielen. Allerdings war dieser eher gering ausgeprägt, da es um kognitive Aspekte und nicht um motivationale ging. Dieser Mechanismus ist bisher vor allem auf die „subjektiven" Parameter, insbesondere Schmerz, angewendet worden (Benedetti et al. 2003 und 2008, Bausell et al. 2005, Linde et al. 2007, Vase et al. 2005, Klinger et al. 2007). Der Placeboeffekt fällt dort wahrscheinlich auch deshalb größer aus, weil es gerade bei der Analgesie um äußerst motivationale Aspekte, verbunden mit einem ausgeprägten Leidensdruck, geht.

3.1.1 Bedeutung und Kontexteffekt

Es drängt sich nun die Frage nach der Bedeutung der Situation für den einzelnen Probanden auf. Die Bedeutung *(meaning)* ist ein weiterer wichtiger Aspekt, die vom Probanden der jeweiligen Studiensituation beigemessen wird. Auch ist hier wieder der Leidensdruck ausschlaggebend. Je größer der Leidensdruck, desto mehr wird die Situation dem Individuum bedeuten (Moerman et al. 2002). Bedeutung und Erwartung sind so unmittelbar miteinander verknüpft. Brody und Brody (2000) zufolge geht der Erwartung die individuelle Bedeutung der Situation voraus.

Trotz der Kontroversen um seine einschlägige Publikation von 1955, hat Beecher feststellen können, dass Placebos am effektivsten sind, wenn auch Stressfaktoren wie Angst und Schmerz am größten sind (Beecher 1955). In dem vorliegenden Versuch kann sicherlich ein gewisses Maß an Anspannung seitens der Probanden angenommen werden, doch kann hier nicht von einem Leidensdruck der gesunden Probanden ausgegangen werden. Auch fanden keine Maßnahmen zur Induktion von Stress oder Angst statt. Dementsprechend ist die der Situation beigemessene Bedeutung als eher gering einzuschätzen.

Perspektivisch könnte ein Stresstest als Alternative dienen, künstlich Leidensdruck zu provozieren und gewissermaßen eine Krankheitssituation zu simulieren. So kann auch die Ambiguität der Situation verstärkt werden. Zusätzlich sollte in einer nächsten Studie zu diesem Thema erwogen werden, auch die Bedeutung der Situation für den individuellen Teilnehmer zu bestimmen.

3.2 Konditionierung

Konditionierung ist der zweite wichtige Vermittler der Placeboantwort. In der Literatur gibt es fundierte Hinweise über die Möglichkeit, Placeboeffekte zu konditionieren. Dies funktioniert auch für objektive, unbewusste Parameter (Voudouris et al. 1990, Amanzio und Benedetti 1999, Benedetti et al. 1998, 2003, 2005).

Eine Konditionierung ist im Vorfeld nicht durchgeführt worden. Zudem waren alle Probanden gesund, im Alter von 18 bis 35 Jahren, so dass auch nicht von einer Präkonditionierung durch intensive Erfahrung mit Ärzten ausgegangen werden kann. Es ist anzunehmen, dass eine vorherige Konditionierung durch ein Verum, auch eine BP-Senkung hätte erreichen und auf der anderen Seite die aktivierende Wirkung des Placebos im Sinne einer BP-Steigerung verstärken können.

Die Ergebnisse zeigen, dass es durchaus möglich war auch ohne Konditionierung einen unbewusst ablaufenden Parameter des autonomen Nervensystems zu beeinflussen. Auch in Bezug auf den bewussten Parameter Schmerz ist die verbale Suggestion bezüglich der Placeboanalgesie allein nicht so effektiv wie die Konditionierung (Colloca et al. 2009).

4 Kritische Erwägungen und Limitationen

4.1 Baseline

Man muss sich die Frage stellen, ob nicht bereits die alleinige (verbale) Suggestion eines Effektes ausreichen kann, einen Effekt, vielleicht sogar einen spezifischen, zu bewirken. Ein BP-Ausgangswert vor der Suggestion wurde nicht bestimmt. Allerdings bestehen zwischen den sechs Interventions-, als auch den drei Suggestionsgruppen, also auch der Kontrollgruppe, hinsichtlich der Baseline-Werte keine signifikanten Unterschiede. Dies lässt vermuten, dass kein vorzeitiger Effekt erzielt worden ist.

4.2 Setting und Probandenwahl

In einem experimentellen Setting tritt der wahre Placeboeffekt meist stärker zutage (Vase et al. 2002). Das Studiendesign mit gesunden Probanden wurde also mit der Intention gewählt, den

IV DISKUSSION

Fokus auf den wahren Placeboeffekt zu setzen und diesen im Sinne der Grundlagenforschung zu untersuchen. Allerdings bezieht sich dieses Postulat bisher auf subjektive Parameter, vor allem Schmerz. Zudem wurde in den Studien zur Placeboanalgesie häufig ein Schmerz provoziert und den gesunden Probanden so ein spezifischer Leidensdruck auferlegt. Diese Vorgehensweise unterscheidet sich aber maßgeblich von der hier angewandten. Man kann vermuten, dass eine den Leidensdruck induzierende Maßnahme, den Placeboeffekt deutlich verstärkt hätten. Zwar ging es explizit darum, gesunde, normotensive Probanden zu untersuchen. Doch liegt hierin auch gleichzeitig die Schwierigkeit, da es wenig Variation in den Blutdruckwerten geben und es dadurch zu einem *Floor-effect* kommen kann.

4.3 Placebo

Das Placebospray beinhaltete eine durchsichtige Flüssigkeit, die Flasche hatte keinen Aufdruck. Diesbezüglich ist das Placebo als neutral einzustufen. Allerdings hatte die Flüssigkeit einen Mentholgeschmack (Analog dem eigentlichen Nitrospray), was seinerseits für eine gewisse Aktivierung des autonomen Nervensystems verursachen könnte. Da die Messphasen jedoch von langer Dauer waren, ist davon auszugehen, dass es sich allenfalls um einen geringen, additiv aktivierenden Effekt handelt.

4.4 Weitere Aspekte

Im Rückblick macht die Unterscheidung zwischen objektiven und subjektiven Parametern nur Sinn im Rahmen eines Verständnismodells. Denn auch subjektive Empfindungen spiegeln sich immer auch auf der ZNS-Ebene wieder und können über verschiedene Feedbackmechanismen auch Änderungen im autonomen Nervensystem verursachen, wodurch sie wiederum objektivierbar und messbar werden. Wenn dem so ist, bezieht sich die Unterscheidung von subjektiven und objektiven Parametern lediglich auf die verwendete Messmethode (Stewart-Williams und Podd 2004).

Diese Studie zielte darauf ab, die Kurzzeiteffekte einer Placebointervention zu untersuchen. Aussagen über länger andauernde Placeboeffekte lassen sich hieraus also nicht ableiten.

5 Ethische Aspekte

Zum einen geht es um ein aufs Spielsetzten der Arzt-Patienten-Beziehung, zum anderen aber um die Frage, inwieweit es vertretbar ist, Placebo einzusetzen, wenn doch wirksame Therapien vorhanden sind und wie mit eventuellen Nebenwirkungen umgegangen wird. Eine Placebobehandlung kann nicht nur die positiven, sondern auch negativen Effekte des suggerierten Medikaments imitieren (Noceboeffekt). Die World Medical Association bemüht sich in der *Declaration of Helsinki*, Regeln für die Verwendung von Placebos im Rahmen klinischer Studien festzulegen: Placebos sollen nur dort zum Einsatz kommen, wo keine „bewiesene Intervention existiert" oder wo eine Placebogabe für den Evidenz basierten Erkenntnisgewinn von Wirksamkeit und Sicherheit notwendig wird, sofern sie nicht mit folgeschwerem Risiko verbunden ist (WMA 2010). Allerdings wird hier keine Aussage darüber getroffen, wie mit Placebointerventionen im Klinik- und Praxisalltag verfahren werden soll.

Die Diskussion um die ethisch korrekte Anwendung von Placebo kann hier nicht erschöpfend behandelt werden, doch soll sie zumindest ihre Erwähnung finden. Wohingegen der Gebrauch von Placebo im klinischen Alltag früher wenig kontrovers gesehen wurde (Schwartz et al. 1989), hat sich in den letzten Jahrzehnten die Diskussion auf ethischer wie legaler Ebene maßgeblich verschärft (Biller-Andorno 2004, Rich 2003). Hróbjrtsson und Gotzsche (2001) gehen so weit, außerhalb von klinischen Studien keine Rechtfertigung für den Gebrauch von Placebo zu sehen. Vor allem, wenn es um die Analyse des Placeboeffekts über längere Zeiträume geht, werden die ethischen Vorbehalte stärker.

Die Erforschung der Grundlagen des Placeboeffekts ist nicht nur für die pharmakologischen Hypertonie-Studien, sondern auch für invasive Verfahren wie etwa die renale Denervation von großer Bedeutung (SimplicityHTN-2Investigators 2010). Denn aufgrund unterschiedlicher Invasivität der Verfahren können die Placeboansprechraten erheblich variieren (de Craen et al. 2000, Linde 2006, Kaptchuk et al. 2000, 2006). Eine adäquate Einschätzung der Studienergebnisse auf dem jeweiligen Gebiet kann nur durch eine genaue Kenntnis der Placeboeffekte gewährleistet werden. Auch ergeben sich hierbei neue ethische Aspekte, die weiterhin individuell beantwortet werden müssen.

IV DISKUSSION

6 Ausblick und klinische Implikationen

Placebos aktivieren hochrangige kortikale Regionen und diejenigen Areale im Hirnstamm, die das respiratorische und kardiovaskuläre System repräsentieren (Petrovic et al. 2002). Ein klares neurologisches Korrelat ist also ohne Zweifel vorhanden.

Nun gibt es in der Placeboforschung eine Vielzahl von Ansätzen, die versuchen, die Größe einer Placeboreaktion und deren Mechanismus zu eruieren. Zurecht wurde in den letzten Jahren der Fokus weg vom inerten Aspekt des Placebos, hin zu der allgemeinen Simulation einer therapeutischen Intervention verschoben (Benedetti 2008). Denn bei dem wahren Placeboeffekt geht es um einen Kontexteffekt, der zutage tritt, wenn die Studiensituation eine Bedeutung für den jeweiligen Probanden in sich trägt. In der vorliegenden Studie wurde versucht, über die Erzeugung von Erwartung einen Placebo-Kurzzeiteffekt auf den Blutdruck zu erzielen. Dies ist vor allem in der StG auch gelungen. Ein Kontexteffekt kann hier allerdings nur begrenzt erzielt werden, da die Bedeutung der Situation für die Probanden als sehr gering einzustufen ist. In einer weiteren Studie könnte versucht werden, durch den Aufbau von Stress einen motivationalen Aspekt zu kreieren.

Auch könnte der Versuch unternommen werden, vorhergehende Konditionierungsmaßnahmen mit einem Verum zu integrieren. Dies würde dann allerdings bezüglich der Probandensicherheit und ethischer Aspekte eine andere Ebene erreichen. Auch könnte eine Gruppe von Probanden mit Hypertonie in der Familienanamnese gewählt werden. Allerdings müsste dann vorher eruiert werden, ob diese auch effektiv eine Bedeutung für den jeweiligen Probanden hat.

Nach der James-Lange-Theorie bewirkt ein emotionaler Stimulus die Initiierung einer bestimmten physischen, zum Beispiel viszeralen Reaktion wie Blutdruckanstieg oder Anstieg der Herzfrequenz. Dies war im Rahmen eines Modellverständnis allerdings nur unilateral gedacht. Vielmehr besteht aber eine Wechselwirkung zwischen viszeralen Veränderungen und Emotionen; sie bedingen sich gegenseitig. Physische Wahrnehmungen sind demnach essentiell für die Vermittlung von Emotionen (und verschiedene Gefühle sind mit unterschiedlichen physischen Reaktionen assoziiert) (Pollatos et al. 2007). Gemäß diesem Aspekt kann man vermuten, dass eine emotional besetzte Placebointervention mit einer relativ stärkeren physischen Reaktion einhergeht. Starke emotionale Stimuli im Zusammenhang mit

IV DISKUSSION

Placebointerventionen stellen sicherlich auch einen interessanten Ansatzpunkt für weitere Studienkonzepte dar.

Eine vielversprechende Methode zur Analyse der Interaktionen zwischen psychischen und physischen Prozessen ist die funktionelle Magnetresonanztomographie. Auch in diesem Bereich sind Projekte hinsichtlich des Placeboeffekts auf den Blutdruck und auch im Weiteren auf das gesamte kardiovaskuläre System sehr gut vorstellbar.

Die Bedeutung des Placeboeffekts muss insofern überdacht werden, als nicht nur medikamentöse und prozedurale Interventionen einen positiven oder negativen Placeboeffekt auslösen können, sondern auch Diagnose und Prognose (Hahn 1997). Das bedeutet, bereits die dem Patienten mitgeteilte Diagnose kann eine Veränderung der Symptomatik bewirken. Im Grunde müsste in der Klinik ein Umdenken stattfinden — weg von dem noch immer sehr rational eingestuften Wirkungseffekt der Medikamente und Interventionen hin zum Verständnis des physischen, psychischen und sozialen Gesamtkontexts eines Patienten.

Die Auflistung von Nebenwirkung in den Beipackzetteln verstärkt im Sinne einer verbalen Suggestion sicherlich die Erwartung, dass diese eventuell eintreten werden. Rechtlich wie ethisch gibt es keinen anderen Weg, als diese in den Beipackzetteln aufzuführen. Doch wäre es interessant zu erfahren, wie sich die Nebenwirkungsraten veränderten, gäbe man die Details zu den Nebenwirkungen nicht bekannt.

Der RCT ist Goldstandard, aber auch hier ist eine kontinuierliche Überprüfung des Konzepts wichtig. Zum einen spielen sicherlich die oben erwähnten ethischen Fragen eine Rolle, ob beispielsweise ein Placebo gegeben werden darf, wenn eine effektive Therapie vorhanden ist, zum anderen ist es trotz statistischer Hilfsmittel nicht immer einfach zu klären, ob ein Medikament nun besser wirkt als ein Placebo oder nicht. Wie bereits in I.2 und I.3 erwähnt, stellt die in den meisten Studien fehlende Integration einer *natural-history*- beziehungsweise *no-treatment*-Gruppe ein Problem dar, da so nicht der wahre Placeboeffekt gemessen wird (Hróbjartsson und Gøtzsche 2001). So gestaltet sich auch der Vergleich der Placeboreaktionsraten zwischen unterschiedlichen Symptomen schwierig, vor allem wenn eine *no-treatment*-Gruppe fehlt. Dies liegt an der evidenten erheblichen Varianz der Raten der Spontanremission, zum Beispiel 45 % bei Übelkeit und 25% bei akutem Schmerz (Krogsbøll et al. 2009).

IV DISKUSSION

6.1 Schlussfolgerung

Die in der vorliegenden Studie gewonnenen Erkenntnisse liefern einen Beitrag zur Grundlagenforschung des kurzzeitigen Placeboeffekts auf den Blutdruck. Sie können bei der Konzeption und Durchführung weiterer Studien auf diesem Gebiet helfen. Diese sollten vor dem Hintergrund der bisher unzureichenden Datenlage und der Hypertonie als immenses Public-health-Problem sowie den zahlreichen pharmakologischen Studien und dem immer größer werdenden Bereich der invasiven Hypertonie-Forschung wie etwa der renalen Denervation bei therapieresistenten Hypertonie-Patienten, unbedingt durchgeführt werden.

IV DISKUSSION

TEIL V ZUSAMMENFASSUNG

Das Ziel dieser Arbeit war es, bei gesunden Probanden den Kurzzeiteffekt einer Placebointervention auf den Blutdruck (BP) zu untersuchen. Die gewählte Placebointervention verband eine verbale Suggestion mit der Applikation eines Placebosprays. Durch die Erzeugung von Erwartung (einer der wichtigsten Mechanismen des Placeboeffekts) sollte ein Placeboeffekt erzielt werden. In den aufgestellten Hypothesen wurde postuliert, dass es nicht nur möglich ist, den systolischen BP (sBP) und mittleren BP (mBP) Blutdruck der Probanden durch diese Placebointervention zu beeinflussen, sondern auch eine BP-Veränderung entsprechend der suggerierten Wirkung des Placebosprays (Senkung, Steigerung, keine Veränderung) zu erzielen. Des Weiteren wurde postuliert, dass durch die Placebointervention lediglich der BP und die damit in Zusammenhang stehenden hämodynamischen Parameter totaler peripherer Gefäßwiderstand-Index (TPRI), Herzfrequenz (HF), Schlagvolumen-Index (SI) und Herzzeitvolumen-Index (CI) verändert werden können und dass die Parameter anderer Organsysteme unbeeinflusst bleiben, die Placebointervention also einen spezifischen Effekt erzielen kann. Um den Einfluss auf andere Organsystem und das autonome Nervensystem zu untersuchen, wurden exemplarisch die Magenaktivität (EGG), Atemfrequenz (Resp), Hautleitfähigkeit (SCL), Oberflächentemperatur (Temp) und Herzfrequenzvariabilität (HRV) untersucht. Zusätzlich wurde der Versuch unternommen, durch die Implementierung einer Prestigeintervention einen, die Erwartung verstärkenden Effekt, zu erzielen und dadurch den Effekt auf die Änderung des Blutdrucks zu steigern.

Es wurden n = 92 gesunde Probanden, eingeteilt in 3 Suggestionsgruppen (BP-Steigerungsgruppe (StG), BP-Senkungsgruppe (SeG) und Kontrollgruppe (PlG)) eingeschlossen. Der antizipierte Effekt (Erwartung) unterschied sich signifikant zwischen der SeG und der StG im Vergleich zur PlG (p <0,001 und p = 0,042 respektive). Innerhalb der postinterventionellen 30 Minuten kam es in der StG zu einer signifikanten Steigerung des mBP um $1,7 \pm 3,1$ mmHg (p = 0,009). Für den dBP ließ sich eine Steigerungstendenz erkennen ($1,3 \pm 3,4$; p = 0,061). In der SeG stieg der mBP um $1,2 \pm 3,4$ mmHg (p = 0,047) und der sBP um $1,5 \pm 3,3$ mmHg (p = 0,017). In der PlG hingegen kam es in sBP, dBP und mBP zu keinem signifikanten BP-Anstieg (p > 0,1 jeweils). SCL (p = 0,005) und Temp (p = 0,033) stiegen in der SeG signifikant an. Auch in der PlG konnte ein signifikanter Anstieg der Temp dokumentiert werden (p = 0,003). Die

V ZUSAMMENFASSUNG

autonomen Parameter änderten sich in der StG nicht signifikant. Die Magenaktivität blieb in allen Gruppen unbeeinflusst (alle p > 0,4). Bei der Analyse der Herzfrequenzvariabilität zeigte sich eine signifikante Steigerung im Niederfrequenzband (Parameter der sympathischen Aktivierung) in allen Suggestionsgruppen (alle p < 0,05). Die Prestigeintervention hatte keinen Einfluss auf die Änderung des BP (alle p > 0,06). Bei der Analyse der Probanden mit einer hohen Erwartung (> 45 mm auf der *Visual Analogue Scale*) fand sich bei vergleichbarer Gruppengröße ein klar signifikanter BP-Anstieg lediglich in der StG. Der sBP stieg dabei um 1,9 ± 3,6 (p = 0,028), der dBP um 1,9 ± 3,3 (p = 0,017) und der mBP um 2,2 ± 3,0 mmHg (p = 0,005). 15 min nach Intervention stiegen in der StG sämtliche BP-Werte signifikant an. Der sBP stieg um 2,1 ± 5,2 mmHg (p = 0,034), der dBP um 1,6 ± 3,7 mmHg (p = 0,029) und der mBP um 1,8 ± 3,4 mmHg (p = 0,014). Für die SeG ergaben sich keine signifikanten Änderungen. In der PlG blieben sBP und dBP stabil.

Die Ergebnisse konnten zeigen, dass der Blutdruck Gesunder durch eine Placebointervention beeinflussbar ist. Diese Änderung war allerdings nur in Richtung einer BP-Steigerung möglich. Da Schwitzen Bestandteil der Suggestion war, musste eine Änderung der SCL und Temp erwartet werden. Insgesamt kam es zu einer eindeutigen Reaktion der kardiovaskulären Parameter in Verbindung mit einer teilspezifischen Aktivierung des autonomen Nervensystems. Möglicherweise hatte die lange Untersuchungszeit einen aktivierenden Effekt im Sinne einer zusätzlichen Stressantwort. Das Einsetzen einer Prestigeintervention konnte die Erwartung nicht signifikant erhöhen und dementsprechend auch keinen zusätzlichen Effekt auf die BP-Änderung erzielen.

Die Erwartungshaltung bewegte sich in diesem experimentellen Setting, welches die Evaluation des wahren Placeboeffekts bezweckte, bei Probanden ohne speziellen Leidensdruck vor allem auf der kognitiven Ebene. Denn die Bedeutung der Situation für das Individuum ist hier als eher gering einzustufen. Eine parasympathische Aktivierung wurde nicht provoziert. Doch die bereits aktivierenden Komponenten der Studiensituation konnten, wie sich insbesondere in der Analyse der Probanden mit hoher Erwartung zeigte, durch die eingesetzte Placebointervention verstärkt werden.

Die in der vorliegenden Studie gewonnenen Erkenntnisse liefern neue Einblicke in die komplexen Mechanismen des (kurzzeitigen) Placeboeffekts auf den Blutdruck und unterstreichen die Relevanz der Erwartung und der Bedeutung einer Situation für den Studienteilnehmer. Sie können der Konzeption und Durchführung weiterer Studien auf diesem Gebiet dienen.

TEIL VI LITERATURVERZEICHNIS

Al-Khatib SM, Califf RM, Hasselblad V, et al. Medicine. Placebo-controls in short-term clinical trials of hypertension. Science 2001;292(5524):2013–15.

Allan LG, Siegel S. A signal detection theory analysis of the placebo effect. Eval Health Prof 2002;25(4):410–20.

Amanzio M, Benedetti F. Neuropharmacological dissection of placebo analgesia:expectation-activated opioid systems versus conditioning-activated specific subsystems. J Neurosci 1999;19(1):484–94.

Amanzio M, Pollo A, Maggi G, et al. Response variability to analgesics: a role for non-specific activation of endogenous opioids. Pain 2001;90(3):205–15.

Amigo I, Cuesta V, Fernández A, et al. The effect of verbal instructionson blood pressure measurement. J Hypertens 1993;11(3):293–6.

Asanger R, Wenninger G (Hrsg.). Handwörterbuch der Psychologie. 5. Auflg. Weinheim, Beltz: Psychologie-Verlags-Union, 1994.

Asmar R, Boutelant S, Chaignon M, et al. Repeated measurements of non-invasive ambulatory blood pressure: distinction between reproducibility and the proper effect of placebo. Blood Press Monit 1996;1(3):283-8.

Asmar R, Safar M, Queneau P. Evaluation of the placebo effect and reproducibility of blood pressure measurement in hypertension. Am J Hypertens 2001;14:546–52.

Bausell B, Lao L, Bergman S, et al. Is acupuncture analgesia an expectancy effect? Preliminary evidence based on participants'perceived assignments in two placebo-controlled trials. Eval Health Prof 2009;28(1):9-26.

VI LITERATURVERZEICHNIS

Beecher HK. The powerful placebo. J Am Med Assoc 1955;159(17):1602–6.

Benedetti F. How the doctor's words affect the patient's brain. Eval Health Prof 2002;25(4):369–86.

Benedetti F. Mechanisms of placebo and placebo-related effects across diseases and treatments. Annu Rev Pharmacol Toxicol 2008;48:33–60.

Benedetti F, Amanzio M, Baldi S, et al. The specific effects of prior opioid exposure on placebo analgesia and placebo respiratory depression. Pain 1998;75(2-3):313–9.

Benedetti F, Amanzio M, Baldi S et al. Inducing placebo respiratory depressant responses in humans via opioid receptors. Eur J Neurosci 1999;11(2):625–31

Benedetti F, Mayberg HS, Wager TD et al. Neurobiological mechanisms of the placebo effect. J Neurosci 2005;25(45):10390–402.

Benedetti F, Pollo A, Lopiano L, et al. Conscious expectation and unconscious conditioning in analgesic, motor, and hormonal placebo/nocebo responses. J Neurosci 2003;23(10):4315–23.

Benedetti F, Arduino C, Costa S, et al. Loss of expectation-related mechanisms in Alzheimer's disease makes analgesic therapies less effective. Pain 2006;121(1-2):133–44.

Bendetti F. Placebo Effects. Understanding the mechanisms in heath and disease. 1st ed. Oxford, England: University Press, 2009:178.

Bienenfeld L, Frishman W, Glasser SP. The placebo effect in cardiovascular disease. Am Heart J 1996;132(6):1207–21.

Biller-Andorno N. The use of the placebo effect in clinical medicine–ethical blunder or ethical imperative? Sci Eng Ethics 2004;10(1):43–50.

Blumhagen DW. The doctor's white coat. the image of the physician in modern America. Ann Intern Med 1979;91(1):111–6.

VI LITERATURVERZEICHNIS

Branthwaite A, Cooper P. Analgesic effects of branding in treatment of headaches. Br Med J (Clin Res Ed) 2004;282(6276):1576–8.

Braunholtz D, Edwards S, Lilford A. Are randomized clinical trials good for us (in the short term)? Evidence for a "trial effect". J of Clin Epidem 2001;54:217–24.

Brody D, Brody H. The Placebo Response: How You Can Release the Body's Inner Pharmacy for Better Health. 1. ed Harper Collins, 2000:4-336.

Buxton AE, Calkins H, Callans DJ, et al. Key data elements and definitions for electrophysiological studies and procedures: a report of the American College of cardiology/American Heart Association Task Force on clinical data standards (ACC/AHA/HR). J Am Coll Cardiol 2006;48(11):2360–96.

Colloca L, Benedetti F. Placebo analgesia induced by social observational learning. Pain 2009;144(1-2):28–34.

Colloca L, Lopiano L, Lanotte M, et al. Overt versus covert treatment for pain, anxiety, and parkinson's disease. Lancet Neurol 2004;3(11):679–84.

Connolly SJ, Sheldon R, Thorpe KE, et al. Pacemaker therapy for prevention of syncope in patients with recurrent severe vasovagal syncope: Second vasovagal pacemaker study (VPSII): a randomized trial. JAMA 2003;289(17):2224–9.

Critchley HD, Wiens S, Rotshtein P et al. Neural systems supporting interoceptive awareness. Nat Neurosci, 2004;7(2):189–95.

De Craen AJ, Moerman DE, Heisterkamp SH et al. Placebo effect in the treatment of duodenal ulcer. Br J Clin Pharmacol 1999;48(6):853–60.

De Craen AJ, Roos PJ, de Vries A, et al. Effect of colour of drugs: systematic review of perceived effect of drugs and of their effectiveness. BMJ 1996;313(7072):1624–6.

De Craen AJ, Tijssen JG, de Gans J, et al. Placebo effect in the acute treatment of migraine: subcutaneous placebos are better than oral placebos. J Neurol 2000;247(3):183–8.

De Jong PJ, van Baast R, Arntz A, et al. The placebo effect in pain reduction: the influence of conditioning experiences and response expectancies. Int J Behav Med 1996;3(1):14–29.

Di Blasi Z, Harkness E, Ernst E, et al. Influence of context effects on health outcomes: a systematic review. Lancet 2001;357(9258):757–62.

Doll R. Controlled Trials: the 1948 watershed. BMJ 1998;317(7167):1217–20.

Dupont AG, van der Niepen P, Six RO. Placebo does not lower ambulatory blood presssure. Br J Clin Pharmacol 1987;24:106–9.

Egan BM, Zhao Y, Axon RN. Us trends in prevalence, awareness, treatment, and control of hypertension, 1988-2008. JAMA 2010;303(20):2043–50.

Ernst E, Resch KL. Concept of true and perceived placebo effects. BMJ 1995;311(7004):551–5.

Ezzati M, Lopez AD, Rodgers A, et al. Selected major risk factors and global and regional burden of disease. Lancet 2002;360(9343):1347–60.

Finniss DG, Kaptchuk TJ, Miller, et al. Biological, clinical, and ethical advances of placebo effects. Lancet 2010;375(9715):686–95.

Fields HL, Levine JD. Placebo analgesia – a role for endorphins? Trends in neuroscience 1984;7,271-3.

Fortin J, Bojic A, Habenbacher W, et al. Validation and verification of the Task Force® Monitor 2001;Results of Clinical Studies for FDA 510(k) N°: K014063; 5-7

Fortin J, Habenbacher W, Heller A, et al. Non-invasivebeat-to-beat cardiac output monitoring by an improved method of transthoracic bioimpedance measurement. Comput Biol Med 2006; 36(11):1185–203.

VI LITERATURVERZEICHNIS

Fortin J, Marte W, Grüllenberger R, et al. Continuous non-invasive blood pressure monitoring us et aling concentrically interlocking control loops. Comput Biol Med 2006;36(9):941–57.

Geers LG, Helfer SG, Kosbab K, Weiland, Landry SJ. Reconsidering the role of personality in placebo effects: dispositional optimism, situational expectations, and the placebo response. J Psychosom Res 2005;58(2):121–7

Gheorghiu V. Hypnotische vs. nonhypnotische Suggestionierbarkeit: Kritische Betrachtungen. Experimentelle und klinische Hypnose 2000;16(2),169-190.

Gorman JM, Sloan RP. Heart rate variability in depressive and anxiety disorders. Am Heart J 2000;140(4):77–83.

Gould BA, Mann S, Davies AB, Altman DG, Raftery EB. Does placebo lower blood-pressure? Lancet 1981;2(8260-61):1377–81.

Garceley RH, Dubner R, Deeter WR, et al. Clinician's expectations influence placebo analgesia. Lancet 1985;1:43.

Gratze G, Fortin J, Holler A, Grasenick K, Pfurtscheller G, Wach P, et al. A software package for non-invasive, real-time beat-to-beat monitoring of stroke volume, blood pressure, total peripheral resistance and for assessment of autonomic function. Comput Biol Med 1998;28(2):121–42.

Grochowicz PM, Schedlowski M, Husband AJ, King MG, Hiberd AD, Bowen KM. Behavioral conditioning prolongs heart allograft survival in rats. Brain, Behavior, and Immunity 1991;5(4):349-56.

Guyenet PG. The sympathetic control of blood pressure. Nat rev Neurosci 2006;7:335-46
Hahn RA. The nocebo phenomenon: Scope and foundations. In A. Harrington (ed.),The Placebo Effect An Interdisciplinary Exploration. 3rd ed. Cambridge, MA: Harvard University Press, 1997.

Hengstmann JH, Brecht T, Ewers W. Pharmacodynamics of etilfrine pivilate in the orthostatic syndrome. Arzneimittelforschung 1986;36(5):874–7.

Herrenstein RJ. Placebo effect in the rat. Science 1962; 138:677–8.

Hill AB. The clinical trial. N Engl J Med 1952;247(4):113–9.

Høegholm A, Kristensen KS, Madsen NH, et al. White coat hypertension diagnosed by 24-h ambulatory monitoring. Examination of 159 newly diagnosed hypertensive patients. Am J Hypertens1992;5(2):64–70.

Hróbjartsson A, Gøtzsche PC. Is the placebo powerless? An analysis of clinical trials comparing placebo with no treatment. N Engl J Med 2001;344(21):1594–602.

Hróbjartsson A, Gøtzsche PC. Were patients with unfavorable outcomes deleted in a covert duplicate publication reporting effect of placebo on hypertension? Am J Hypertens 2006;19(6):655; author reply 655–6.

Erdmann G, Janke W, Bisping R. Wirkungen und Vergleich der Wirkungen von vier experimentellen Belastungssituationen. Zeitschrift für experimentelle und angewandte Psychologie 1984;XXXI,521-543..

Jones GE. Perception of visceral sensations: a review of recent findings, methodologies, and future directions. In: Jennings JR, Ackles PK, eds. Advances in Psychophysiology. Vol. 5. London, England: Jessica Kingsley Publishers, 1994.

Kaptchuk TJ, Goldman P, Stone D, Stason WA. Do medical devices have enhanced placebo effects? J Clin Epidemiol 2000;53(8):786–92.

Kaptchuk TJ, Shaw J, Kerr CE. "Maybe i made up the whole thing": placebos and patients' experiences in a randomized controlled trial. Cult Med Psychiatry 2009;33(3):382–411.

Kaptchuk TJ, Stason WB, Davis RB. Sham device v inert pill: randomized controlled trial of two placebo treatments. BMJ 2006;332(7538):391–7.

VI LITERATURVERZEICHNIS

Kaptchuk TJ, Kerr CE, Zanger A. The Art of Medicine. Placebo controls, exorcism, and the devil. Lancet 2009;374:1234-5.

Kearney PM, Whelton M, Reynolds K, Muntner P, Whelton PK, He J. Global burden of hypertension: analysis of worldwide data. Lancet 2005;365(9455):217–23.

Kienle GS, Kiene H. Placebo effect and placebo concept: a critical methodological and conceptual analysis of reports on the magnitude of the placebo effect. Altern Ther Health Med 1996;2(6):39–54.

Kienle GS, Kiene H. The powerful placebo effect: fact or fiction? J Clin Epidemiol 1997;50(12):1311–8.

Kirsch I, Rosadino MJ. Do double-blind studies with informed consent yield externally valid results? An empirical test. Psychopharmacology 1993;110(4):437–42.

Kirsch I, Deacon BJ, Huedo-Medina TB, et al. Initial severity and antidepressant benefits: a meta-analysis of data submitted to the Food and Drug Administration. PLoS Med 2008;5(2):260-8.

Kleiger RE, Stein PK, Bigger JT. Heart rate variability: measurement and clinical utility. Ann Noninvasive Electrocardiol 2005;10(1):88–101.

Klinger R, Soost S, Flor H, Worm M Classical conditioning and expectancy in placebo hypoalgesia: a randomized controlled study in patients with atopic dermatitis and persons with healthy skin. Pain 2007;128(1-2):31–9.

Klosterhalfen S, Enck P. Psychobiology of the placebo response. Auton Neurosci 2006;125(1-2):94–9.

Krogsbøll LT, Hróbjartsson A, Gøtzsche PC. Spontaneous improvementin randomised clinical trials: meta-analysis of three-armed trials comparing no treatment, placebo and active intervention. BMC Med Res Methodol 2009;9:1.

Krummenacher P, Candia V, Folkers G et al. Prefrontal cortex modulates placebo analgesia. Pain 2010;148(3):368–74.

Lang WJ, Rand MJ. A placebo response as a conditional reflex to glyceryltrinitrate. Med J Aust 1969;1(18):912–4

Lanotte M, Lopiano L, Torre E, Bergamasco B, Colloca L, Benedetti F. Expectation enhances autonomic responses to stimulation ofthe human subthalamic limbic region. Brain Behav Immun 2005;19(6):500–9.

Lasagna L. The placebo effect. J Allergy Clin Immunol 1986;78(1.2):161–5.

Lasagna L, Mosteller F, Von Felsinger JM, Beecher HK. A study of the placebo response. Am J Med 1954;16(6):770–9.

Laux L, Glanzmann P, Schaffner P, Spielberger CD. Das State-Trait-Angstinventar (Testmappe mit Handanweisung, Fragebogen STAI-G Form X 1 und Fragebogen STAI-G Form X 2) Form X 2). Weinheim:Belz, 1981.

Leslie A. Ethics and practice of placebo therapy. Am J Med 1954;16(6):854–62.

Levine ME, Stern RM, Koch KL. The effects of manipulating expectations through placebo and nocebo administration on gastric tachyarrhythmia and motion-induced nausea. Psychosom Med 2006;68(3):478–86.

Linde K. The specific placebo effect. Bundesgesundheitsblatt Gesundheitsforschung Gesundheitsschutz 2006;49(8):729–35.

Linde C, Gadler F, Kappenberger L, et al. Placebo effect of pacemaker implantation in obstructive hypertrophic cardiomyopathy. PIC Study Group. Pacing In Cardiomyopathy. Am J Cardiol 1999;83(6):903-7.

Linde K, Witt CM, Streng A, Weidenhammer W, Wagenpfeil S, Brinkhaus B, et al. The impact of patient expectations on outcomes in four randomized controlled trials of acupuncture in patients with chronic pain. Pain 2007;128(3):264-71.

Mancia G, Omboni S, Parati G, et al. Lack of placebo effect on ambulatory blood pressure. Am J Hypertens 1995;8(3):311-5.

Mancia G, De Backer G, Dominiczak A, et al. 2007 guidelines for the management of arterial hypertension: The Task Force for the management of arterial hypertension of the European Society of Hypertension (ESH) and of the European Society of Cardiology (ESC). Eur Heart J 2007;28(12):1462-536.

Manning HL, Schwartzstein RM. Respiratory sensations in asthma: physiologicalc and clinical implications. J Asthma 2001;38(6):447-60.

McCarney R, Warner J, Iliffe S et al. The Hawthorne Effect: A randomized, controlled trial. BMC 2007;7:30.

McGlashan TH, Evans FJ, Orne MT. The nature of hypnotic analgesia and placebo response to experimental pain. Psychosom Med 1969;31(3):227-46.

Mandal B, Kapoor PM, Chowdhury U, Kiran U, Choudhury M. Acute hemodynamic effects of inhaled nitroglycerin, intravenous nitroglycerine, and their combination with intraenous dobutamine in patients with secondary pulmonary hypertension. Ann Card Anaesth 2010;13:138-44.

Meissner K. Preferring patient-reported to observer-reported outcomes substantially influences the results of the updated systematic review on placebos by Hróbjartsson and Gøtzsche. J Intern Med 2005;257(4):394-6.

Meissner K, Distel H, Mitzdorf U. Evidence for placebo effects on physical but not on biochemical outcome parameters: a review of clinical trials. BMC Med 2007;5:3.

Meissner K. Effects of placebo interventions on gastric motility and general autonomic activity. J Psychosom Res 2009;66(5):391–8.

Meissner K, Ziep D. Organ-specificity of placebo effects on blood pressure. Autonom Neurosci 2011;164:62-6.

Miller FG, Kaptchuk TJ. The power of context: reconceptualizing the placebo effect. J R Soc Med 2008;101(5):222–5.

Miller NE. Learning of visceral and glandular responses. Science 1969;163(866):434–45.

Miu AC, Heilman RM, Miclea M. Reduced heart rate variability and vagal tone in anxiety: trait versus state, and the effects of autogenic training. Auton Neurosci 2009;45(1-2):99–103.

Moerman DE, Jonas WB. Deconstructing the placebo effect and finding the meaning response. Ann Intern Med 2002;136(6):471–6.

Montgomery GH, Kirsch I. Classical conditioning and the placebo effect. Pain 1997;72(1-2):107–13.

Musch J, Brockhaus R, Bröder A. Ein Inventar zur Erfassung von zwei Faktoren sozialer Erwünschtheit. Diagnostica 2002;48(3):121-9.

Mutti E, Trazzi S, Omboni S, et al. Effect of placebo on 24-h non-invasive ambulatory blood pressure. J Hypertens 1991;9(4):361–4.

Nolan RP, Jong P, Barry-Bianchi SM, Tanaka TH, Floras JS. Effects of drug, biobehavioral and exercise therapies on heart rate variability in coronary artery disease: a systematic review. Eur J Cardiovasc Prev Rehabil 2008;15(4):386–96

O'Brien WH, Reid GJ, Jones KR. Differences in heartbeat awareness among males with higher and lower levels of systolic blood pressure. Int J Psychophysiol 1998;29(1):53–63.

VI LITERATURVERZEICHNIS

Olshansky B. Placebo and nocebo in cardiovascular health: implications for healthcare,research, and the doctor-patient relationship. J Am Coll Cardiol 2007;49(4):415–21.

Parati G, Ongaro G, Bilo G, et al. Non-invasive beat-to-beat blood pressure monitoring: new developments. Blood Press Monit 2003;8(1):31–6

Paulhus DL. Paulhus Deception Scales (PDS): The Balanced Inventory of Desirable Responding-7. Toronto, Ontario: Multi-Health Systems, 1998.

Petrovic P, Kalso E, Petersson KM. Placebo and opioid analgesia – imaging a shared neuronal network. Science 2002;295(5560):1737–40.

Petrovic P, Dietrich T, Fransson P, Andersson J, Carlsson K, Ingvar M. Placebo in emotional processing–induced expectations of anxiety relief activate a generalized modulatory network. Neuron 2005;46(6):957–69.

Pollatos O, Schandry R, Auer DP, Kaufmann C. Brain structures mediating cardiovascular arousal and interoceptive awareness. Brain Res 2007;1141:178–87.

Pollo A, Amanzio M, Arslania A, Casadio C, Maggi G, Benedetti F. Response expectancies in placebo analgesia and their clinical relevance. Pain 2001;93(1):77–84

Pollo A, Vighetti S, Rainero I, Benedetti F. Placebo analgesia and the heart. Pain2003;102(1-2):125–33.

Preston RA, Materson BJ, Reda DJ, Williams DW. Placebo-associated blood pressure response and adverse effects in the treatment of hypertension: observations from a department of veteran's affairs cooperative study. Arch Intern Med 2000;160(10):1449–54.

Price DD, Finniss DG, Benedetti F. A comprehensive review of the placebo effect: recent advances and current thought. Annu Rev Psychol 2008;59:565–90.

Price DD, Milling LS, Kirsch I et al. An analysis of factors that contribute to the magnitude of placebo analgesia in an experimental paradigm. Pain 1999;83(2):147–56.

Pubmed.gov. US National Library of Medicine. National Institutes of Health. (Letzter Zugriff am 22. Sept. 2011 auf http://www.ncbi.nlm.nih.gov/pubmed).

Quaas J, Zimmermann F, Meissner K. Verlangsamung der Atmung durch Herzfrequenzvariabilitäts-Feedback und deren Auswirkungen auf das autonome Nervensystem. In: Stöbel-Richter, Hinz, Schröder, Brähler (Hrsg.): Medizintechnischer und soziodemographischer Wandel - Herausforderungen an die psychosoziale Medizin. Lengerich: Pabst Science Publishers, 2006.

Rich BA. A placebo for the pain: a medico-legal case analysis. Pain Med 2003;4(4):366–72.

Rush ML, Lang WJ. A comparison of conditional cardiovascular responses induced by centrally and peripherally acting drugs. Eur J Pharmacol 1970;11(2):130–8.

Schandry R. Heart beat perception and emotional experience. Psychophysiology 1981; 18:483–88.

Schwartz RK, Soumerai SB, Avorn J. Physician motivations for nonscientific drug prescribing. Soc Sci Med 1989; 28(6):577–82.

Shapiro AK. Semantics of the placebo. Psychiatr Q 1968;42(4):653–95.

Shapiro AK, Struening EL, Shapiro E. The reliability and validity of a placebo test. J Psychiatr Res 1979;15(4):253–90.

SimplicityHTN-2Investigators. Renal sympathetic denervation in patients with treatment-resistant hypertension (The SymplicityHTN-2 Trial): a randomized controlled trial. Lancet 2010;376:1903-9.

Singh JP, Larson MG, Tsuji H, Evans JC, O'Donnell CJ, Levy D. Reduced heart rate variability and new-onset hypertension: insights into pathogenesis of hypertension: the Framingham Heart Study. Hypertension 1998;32(2):293–7.

VI LITERATURVERZEICHNIS

Spielberger CD, Gorsuch RL, Lushene RE. State-Trait Anxiety Inventory, Manual for the State-Trait Anxiety Inventory. Palo Alto, CA: Consulting Psychologist Press, 1970.

Stewart-Williams S, Podd J. The placebo effect: dissolving the expectancy versus conditioning debate. Psychol Bull 2004;130(2):324–40.

Task force of the European Society of Cardiology and the North American Society of Pacing and Electrophysiology. Heart rate variability. standards of measurement, physiological interpretation, and clinical use. Eur Heart J 1996;17(3):354–8.

Taylor CB. Depression, heart rate related variables and cardiovascular disease. Int J Psychophysiol 2010; doi:10.1016/j.ijpsycho.2010.04.006.

Thomas KB. General practice consultations: is there any point in being positive? Br Med J (Clin Res Ed) 1987;294(6581):1200–2.

Turner JA, Deyo RA, Loeser JD, et al. The importance of placebo effects in pain treatment and research. JAMA 1994;271(20):1609–14.

Vase L, Riley JL, Price DD. A comparison of placebo effects in clinical analgesic trials versus studies of placebo analgesia. Pain 2002;99(3):443–52.

Vase L, Robinson ME, Verne G, Price DD. Increased placebo analgesia over time in irritable bowel syndrome (ibs) patients is associated with desire and expectation but not endogenous opioid mechanisms. Pain 2005;115(3):338–347.

Voudouris NJ, Peck CL, and G Coleman. The role of conditioning and verbal expectancy in the placebo response. Pain 1990;43(1):121–8.

Waber R, Shiv B, Carmon Z, et al. Commercial features of placebo and therapeutic efficacy. JAMA 2008;299(9):1016–7.

Walach H, Sadaghiani C. Placebo and placebo effects–a review. Psychother Psychosom Med Psychol 2002;52(8):332–42.

Walach H, Sadaghiani C, Dehm C, Bierman D. The therapeutic effect of clinical trials: understanding placebo response rates in clinical trials-a secondary analysis. BMC Med Res Methodol 2005;5:26.

Walsh BT, Seidman SN, Sysko R, et al. Placebo response in studies of major depression: variable, substantial, and growing. JAMA 2002;287(14):1840-7.

Weber MA, Neutel JM, Smith DH, et al. Diagnosis of mild hypertension by ambulatory blood pressure monitoring. Circulation 1994;90(5):2291-8.

Williamson MJ, Thomas MJ, Stern RM. The contribution of expectations to motion sickness symptoms and gastric activity. J Psychosom Res 2004;56(6):721-6.

World Medical Association (WMA). WMA Declaration of Helsinki - Ethical principles for medical research involving human subject; § 31 und 32 [Letzter Zugriff: 26.03.2010 http://www.wma.net/en/30publications/10policies/b3/index.html].

Woodwell DA, Cherry DK. National ambulatory medical care survey: 2002 summary. Adv Data 2004;(346):1-44.

Yamakoshi K, Kamiya A, Shimazu H, et al. Noninvasive automatic monitoring of instantaneous arterial blood pressure using the vascular unloading technique. Med Biol Eng Comput 1983;21(5):557-65.

VI LITERATURVERZEICHNIS

DANKSAGUNG

Für die Bereitstellung von Thema und Ressourcen sowie die nette Betreuung über all die 6 Jahre hinweg bedanke ich mich ganz herzlich bei Herrn Prof. Dr. med. H.-C. Deter und Dr. med. Frank Zimmermann-Viehoff. Bedanken möchte ich mich auch bei allen Probanden, die an dem Projekt teilgenommen haben und ohne die dieses nicht zustande gekommen wäre sowie bei Bärbel Gierresch für die technische Unterstützung im Psychophysiologischen Labor. Mein großer Dank gilt ferner meiner Mutter, Irmgard Koch und meinem Vater, Heiner Koch, der mir die Freude und Neugier an wissenschaftlicher Auseinandersetzung mit auf den Weg gegeben hat, für die inspirierenden Gespräche und seine Geduld. Ich danke meinem Freund, Philipp Lurz, für seine Unterstützung und die motivierenden Worte. Der Familie Danuser danke ich für die unvergessliche Zeit in Casaccia im Bergell. Danken möchte ich allen, die gesagt haben: „Du musst unbedingt die Arbeit schreiben, bevor du anfängst zu arbeiten". Es war ein weiser Ratschlag, auch wenn dessen Umsetzung ein Wunsch blieb. Am Ende jedoch zählt das Resultat.

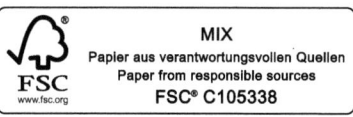

Printed by Books on Demand GmbH, Norderstedt / Germany

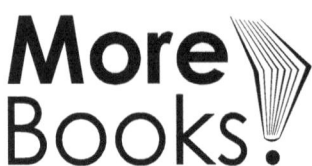
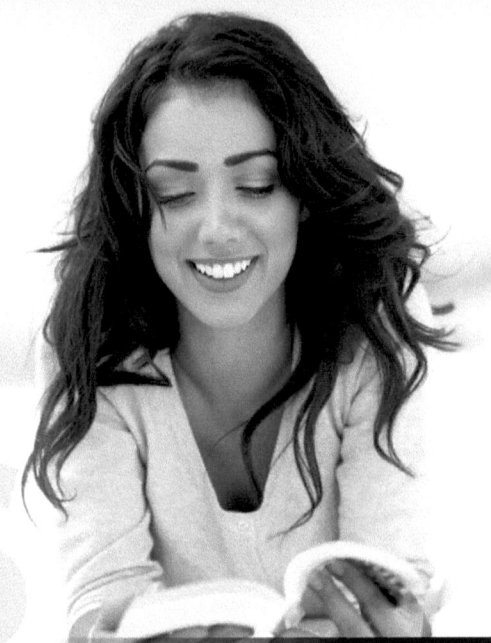

i want morebooks!

Buy your books fast and straightforward online - at one of world's fastest growing online book stores! Environmentally sound due to Print-on-Demand technologies.

Buy your books online at
www.get-morebooks.com

Kaufen Sie Ihre Bücher schnell und unkompliziert online – auf einer der am schnellsten wachsenden Buchhandelsplattformen weltweit! Dank Print-On-Demand umwelt- und ressourcenschonend produziert.

Bücher schneller online kaufen
www.morebooks.de

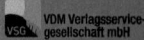 VDM Verlagsservicegesellschaft mbH
Heinrich-Böcking-Str. 6-8
D - 66121 Saarbrücken

Telefon: +49 681 3720 174
Telefax: +49 681 3720 1749

info@vdm-vsg.de
www.vdm-vsg.de